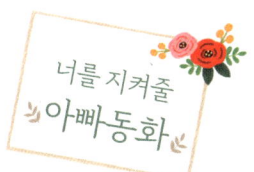

내 이야기가 널 지켜줄 수 있다면

너를 지켜줄
아빠 동화

글 정홍 그림 아넬리스

맘앤파파
mom&papa

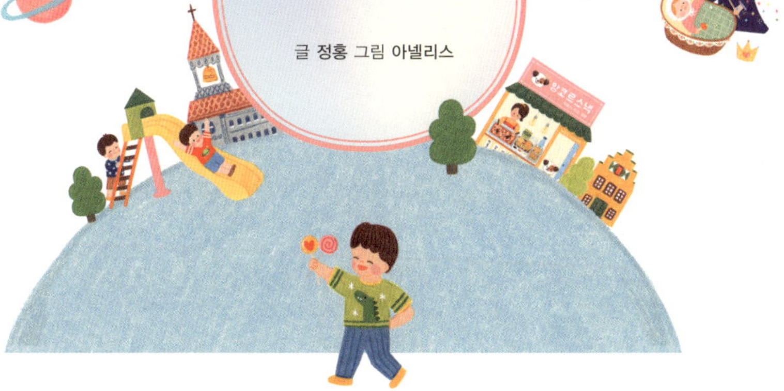

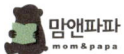

내 이야기가 널 지켜줄 수 있다면

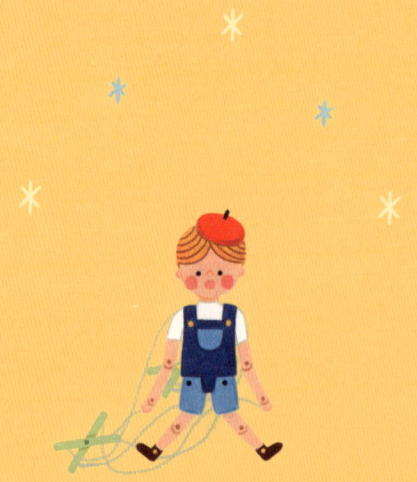

아빠는 널 만난 순간부터
네가 세상 여행을
떠나는 그날까지
언제나 네 머리맡에서
내 이야기를 들려줄게.

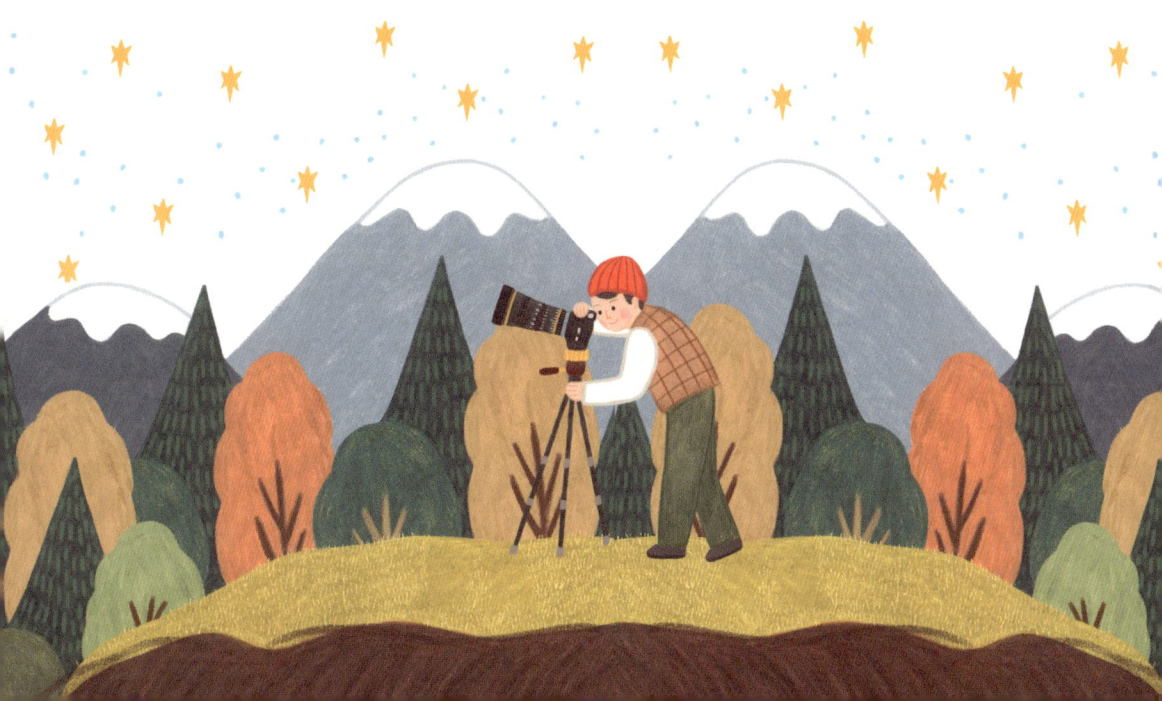

『너를 지켜줄 아빠 동화』
매일매일 들려주고 싶은 아빠 이야기

귀가 뜨이고 입이 트일 때부터 아이는 끝없이 졸라댑니다.
"재미있는 얘기 해줘."
피곤하고 졸린 날도 많겠지만, 그래도 들려주세요.
아이가 이야기를 졸라대는 날들은 생각보다 많지 않으니까요.

처음엔 아빠의 이야기를 들으며 꿈을 꾸다가
점점 스스로 이야기를 찾게 되고,
나중엔 자기만의 이야기를 만들어가며 아이는 자라나겠죠.

아직은 모릅니다.
언젠가 이 작은 아이가 커서 세상의 파도 앞에 섰을 때

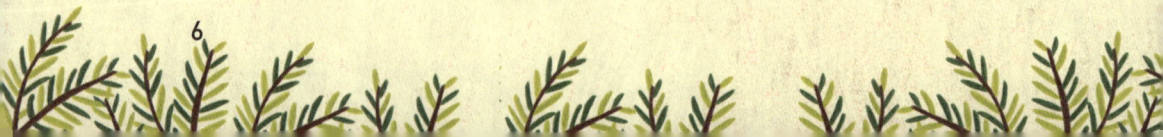

어릴 적 아빠의 음성으로 들려준 이야기들이
길잡이가 되고 방패가 되어줄 거라는 걸,
아직은 아이도 아빠도 잘 모르겠죠.

지금은 그저 아빠 품에 안겨
신나고 재미있고 행복한 이야기들을
기억의 창고 안에 꼭꼭 쌓아두는 시간입니다.

아이가 살아갈 모든 순간, 모든 나날을
일일이 함께할 순 없을 테니
좀 더 많은 이야기,
좀 더 울림 있는 목소리를 들려주세요.

언제든 어디서든
아이에게 희망이 필요하고,
용기가 필요하고, 믿음이 필요할 때마다
쿵쿵, 넉넉한 힘으로 아이를 지켜줄
아빠의 목소리를 차곡차곡 심어주세요.

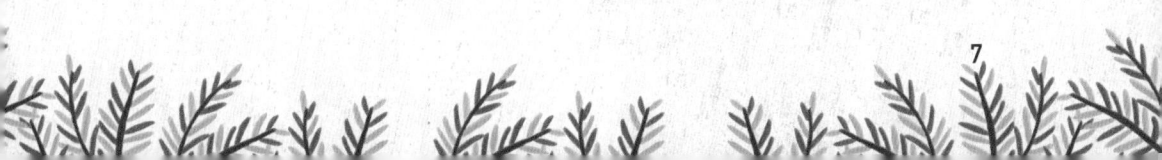

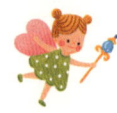 contents

프롤로그 내 이야기가 널 지켜줄 수 있다면 · · · · · · · · 6

CHAPTER 1
나만의 여행이 시작될 거야
마음과 | 세상이 | 만나는 | 이야기

너의 봉우리 · · · · · · · 16
어디다 숨겼니? · · · · · · · · 23
어릿광대의 여행 · · · · · · · 30
전화카드 한 장 · · · · · · · 37

언제나 그 자리의 주인 · · · · · · · 44
마르코의 보물 · · · · · · · 50
그해 겨울 눈사람 · · · · · · · 57
담 너머로 마음을 던져 · · · · · · · 64
공주와 열세 번째 마녀 · · · · · · · 71
안 될 건 없지! · · · · · · · 79
땡큐 레이디의 멋진 하루 · · · · · · · 84
장난꾸러기 뮤즈 · · · · · · · 91

CHAPTER 2

믿는 대로 다 이룰 거야

마음의 | 힘을 | 키우는 | 이야기

작은 순례자 · · · · · · · 102
앙코르 스낵 미스 봉 · · · · · · · 110
발명가의 안경 · · · · · · · 117

목각인형 삐뇰······· 125
모두가 한 쌍이니까······· 132
비닐하우스 판타지······· 139
라삐의 꿈······· 145
내 곁의 나······· 153
피엘의 기도······· 160
마법의 성······· 168
음악이 흐르는 풍경······· 175
소년과 낚시꾼······· 183
별이 빛나는 밤······· 189

CHAPTER 3

너는 네 인생의 선장이니까

세상을 향해 우뚝 서는 이야기

세 가지 힘······· 200

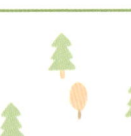

윌리엄의 선택· · · · · · · 205
시간을 줍는 넝마주이· · · · · · · 213
엉클곰의 뒷모습· · · · · · · 220
살 빠지는 약· · · · · · · 230
유령마을에서 생긴 일· · · · · · · 237
완벽한 로봇· · · · · · · 245
혼자 있는 기술· · · · · · · 252
불행이 행복에게 물었습니다· · · · · · · 259
소설가의 아버지· · · · · · · 263
어슬렁촌을 아세요?· · · · · · · 270
너의 경기장· · · · · · · 275
감정의 요리사· · · · · · · 280
걷고 싶은 길· · · · · · · 288

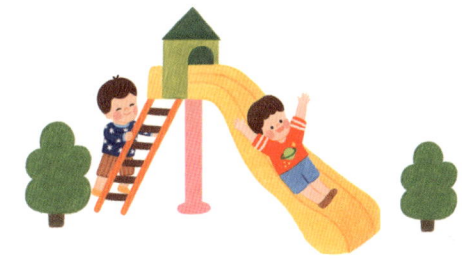

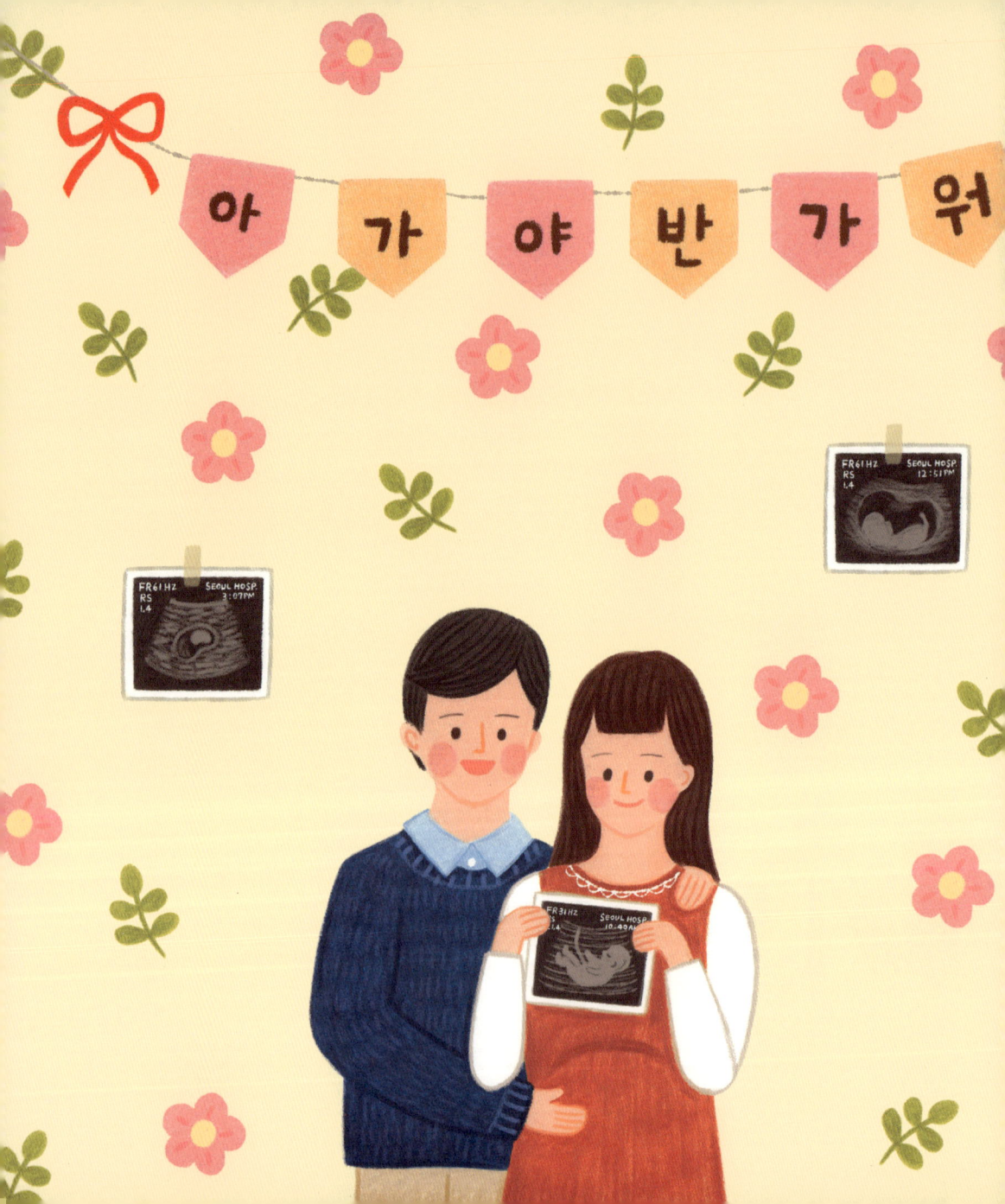

CHAPTER 1

나만의 여행이 시작될 거야

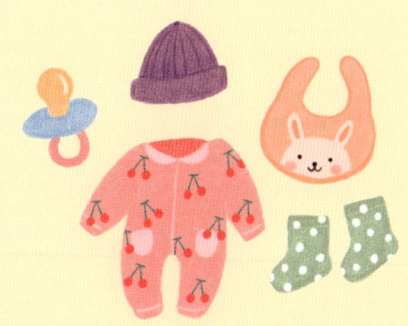

마음과 세상이 만나는 이야기

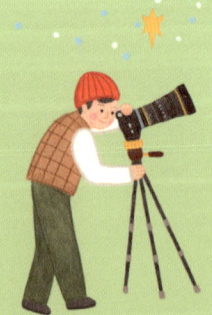

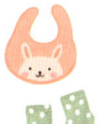

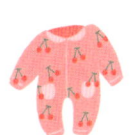

처음엔
아빠의 이야기를 들으며
꿈을 꾸겠지만
너는 점점 스스로
이야기를 찾게 되고
나중엔 너만의 이야기를
만들어가며 자라나겠지.

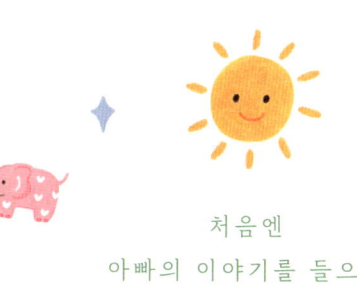

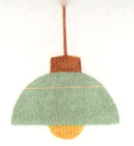

너의 봉우리

작은 부족을 이끄는 어느 인디언 추장이 아들에게 물었어.
너의 꿈이 무엇이냐?
아버지, 저는 가장 위대한 전사가 되고 싶어요.
위대한 전사는 어떤 사람이냐?
누구보다 강하고, 빠르고, 영리한 자가 위대한 전사입니다.

인디언 추장은 손가락으로 먼 산을 가리켰어.
저 산을 보아라.

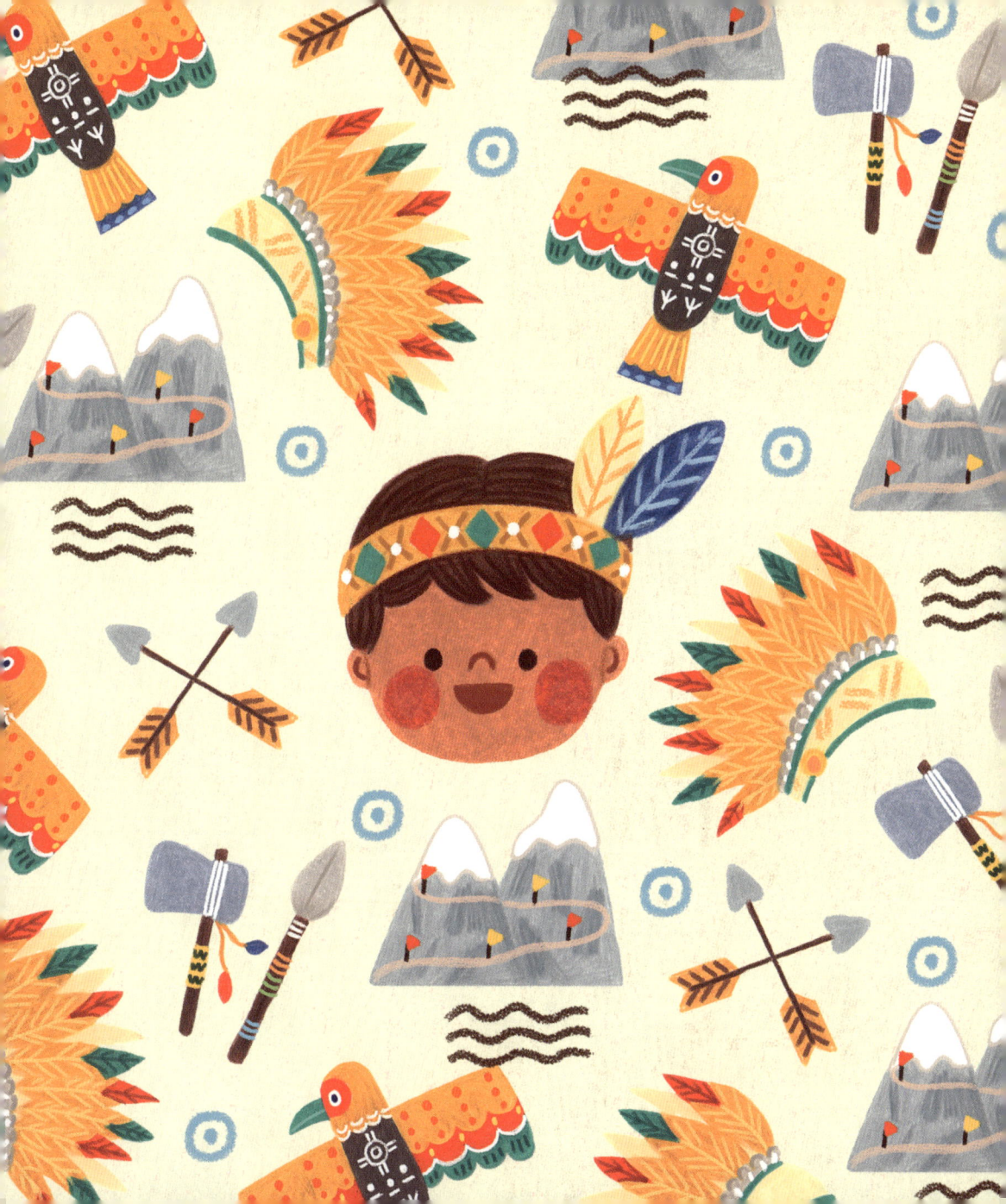

많은 젊은이가 도전했지만 누구 하나 봉우리에 오르지 못했다.
아들도 그 산을 알고 있었지.
꼭대기가 늘 구름에 가려있어
'신의 봉우리'라 불릴 만큼 높고 험한 산이야.
강하고 빠르고 영리한 자들 모두가 실패했지.
추장의 말에 아들은 발끈했어.
저는 오를 수 있습니다.

아들은 정말로 산을 오르기 시작했단다.
빽빽한 숲 그 어디에도 길은 없고
맹수와 독사들만 우글대는 산속으로 혼자 뛰어든 거야.
두렵지 않다면 거짓말이겠지.
하지만 아들은 위대한 전사의 꿈을 안고 성큼성큼 산을 올랐어.

늑대 무리에 쫓기고 눈보라에 떠밀리고
길 없는 산속에 스스로 길을 내가며 걷고 또 걸었지.
한없이 오르다가 바위와 절벽에 막혀 다시 내려오기를
얼마나 거듭했는지 몰라.
이름 모를 열매와 풀을 뜯어 먹다가 생사를 오간 적도 있어.

겨울이 지나고 봄 여름이 지나도록 산을 헤맸지만
봉우리는 여전히 구름에 가려있을 뿐이야.
할 수 있을까? 내가 해낼 수 있을까?
포기하고 싶은 순간도 있었지.
하지만 절벽 끝에 앉아 떠오르는 아침 해를 볼 때마다
힘이 솟는 것 같았어.
세상은 참 아름답구나.
아들은 햇살에 비친 초원과 끝없는 지평선을 바라보며
마음을 다잡았지.

그렇게 아들은 꼬박 3년을 산에서 살았어.
거대한 산 어디에도 아들의 발자국이 찍히지 않은 곳이 없을 정도야.
딱 하나, 구름에 가린 봉우리만 빼고.
아! 저 봉우리는 정말 신의 봉우리인가.
아들은 인간의 발길을 허락하지 않는 신의 봉우리를 바라보며
스르르 잠이 들었어. 너무 지쳤던 거야.

갑자기 어디선가 소란스러운 소리가 들려오는 바람에
아들은 화들짝 눈을 떴어.
야호, 내가 세상의 주인이다!

구름에 가린 산봉우리에서 청년들의 목소리가 울려 퍼지고 있었던 거야.
어떻게 된 일일까?
전사를 꿈꾸는 청년들이 너도나도 산을 오르고 있었어.
지난 3년 동안 아들이 다져놓은 산길로 말이야.
청년들은 밧줄을 타고 봉우리로 이어진 바윗길을 재빠르게 올라갔단다.
아들은 허탈해졌어.
수백 년 동안 구름에 가려있던 신의 봉우리가 너무도 평범하게 느껴졌지.

아들은 봉우리에서 들려오는 외침을 뒤로한 채 말없이 산에서 내려왔어.
남들이 묶어둔 밧줄을 타고 봉우리에 오르긴 싫었던 거야.
아들은 사흘 밤낮을 걸어 자기 마을로 돌아왔어.
사랑하는 가족과 이웃들이 몰려와 아들을 맞이했지.
부족민들은 모닥불을 피우고 잔치를 벌였단다.

늦은 밤, 모닥불 앞에 추장과 아들만 남았어.
봉우리에 올랐느냐?
오르지 못했습니다.
아들은 참았던 눈물을 흘렸지.
추장은 몰라보게 탄탄해진 아들의 어깨를 토닥거리며
천천히 말했단다.

이제 온 세상 젊은이들이 앞다투어 저 산봉우리를 오르겠구나.
하지만 저 험한 산 어디에 맑은 샘이 숨어있는지
저 언덕 어디쯤 아침 햇살이 가장 먼저 닿는지
저 높은 산 어디에 위험한 절벽이 있는지를 아는 사람은
너 하나뿐이겠지.

너의 발자국으로 평평해지고
너의 땀방울로 꼭꼭 다져진 그 수많은 산길을 생각해보렴.
어쩌면 너의 봉우리는
모두가 향하는 저 산꼭대기가 아닐지도 몰라.

너의 걸음으로 생겨난 길
무수히 넘어지고 다시 일어나 걸었던 길
그 모든 길이 너의 봉우리가 아니겠느냐.

너는 언제나 귀한 땀을 흘렸고
저 산은 그 땀 한 방울, 한 방울을 고스란히 머금었겠지.
너의 봉우리는 저 산꼭대기가 아니야.
너의 봉우리는 바로 저 산이란다.
아들아, 저 산을 보렴.

위대한 전사가 태어난 산을.

타닥타닥 타들어 가는 모닥불을 바라보며
아들은 천천히 고개를 끄덕였어.
이제야 알았던 거야.

아버지도 저 산을 훤히 알고 있구나.
그 옛날, 아버지도 나처럼 저 산을 올랐었구나.

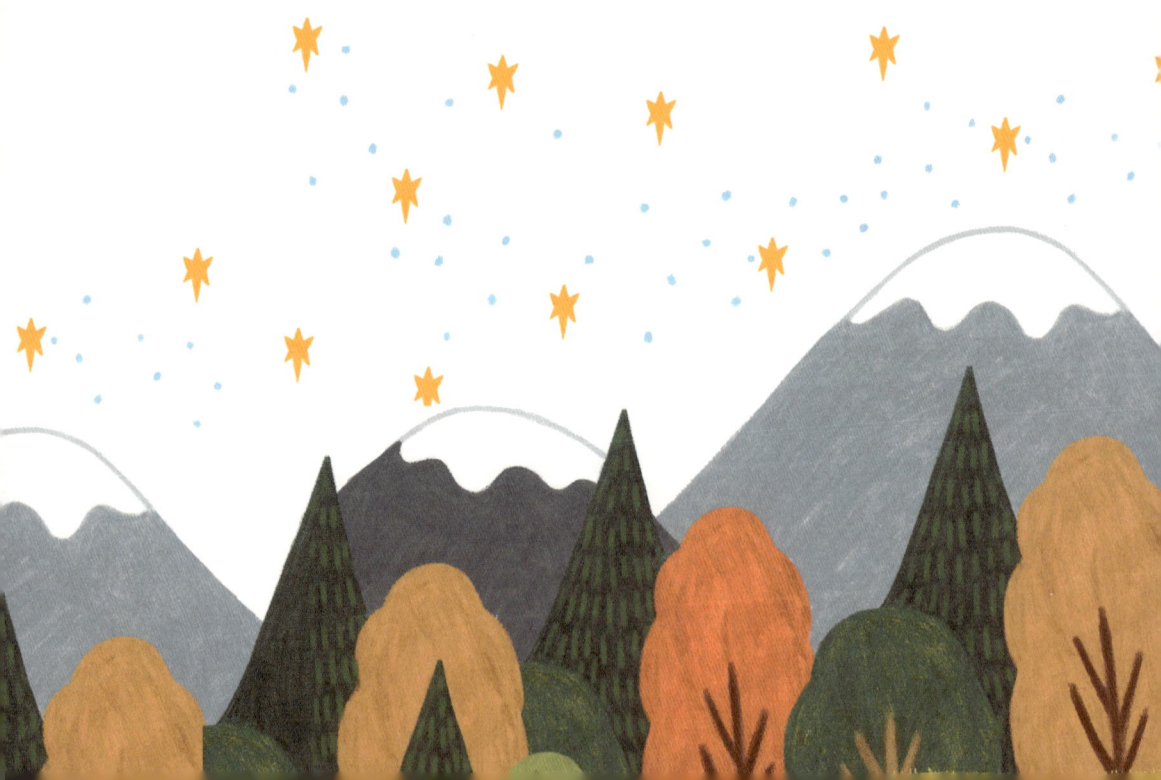

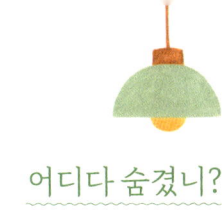

어디다 숨겼니?

✦✦

어느 날 마지막 남은 도깨비 가족이 짐을 싸기 시작했어.
결국은 숲을 떠나기로 한 거야.
먼 옛날 이웃들이 하나둘씩 숲을 떠날 때도
도깨비 가족은 끝까지 남아있었지.
하지만 이젠 더 버틸 수가 없게 됐어.
숲이 점점 사라지고 있었거든.

한때는 나무꾼과 노루가 신나게 뛰어다니던 곳이었어.

하늘에서 선녀들이 내려와 놀기도 하고
흰 수염을 길게 늘어뜨린 산신령이
나무꾼에게 도끼를 찾아주기도 했지.
노인들은 젊어지는 샘물을 찾아 숲을 헤매곤 했어.
욕심 많은 혹부리영감을 골려주던 일은 지금도 눈에 선해.
하지만 이젠 다 지난 일이야.

애들아, 짐은 다 쌌니?
할아버지 도깨비가 손자 도깨비들에게 말했어.
네, 다 쌌어요. 그런데 할아버지, 이 방망이는 어떡하죠?
첫째 손자가 도깨비방망이를 치켜들어 보였지.
먼 옛날부터 대대로 내려오던 보물
금 나와라 뚝딱 하면 금이 나오고
은 나와라 뚝딱 하면 은이 나오던
바로 그 요술 방망이였어.

글쎄다, 저 방망이를 어떻게 하면 좋을까?
할아버지 도깨비는 잠시 고민했어.
인간 세상에서 얻은 물건은 인간 세상에 놔두고 가야 했거든.

그냥 땅에 묻어버릴까요?
둘째 손자가 물었어.
안 된다. 만에 하나 누가 찾아내기라도 하면
인간 세상에 큰 소동이 벌어질 테니까.
꼭꼭 숨기면 되잖아요. 아무도 못 찾게.
어디다 숨기려고?
저기 저 동굴 깊숙이 숨길까요?
인간들은 너무 영리해서 반드시 찾아낼 거야.
그럼 깊은 바다에 숨길까요?
그래도 언젠가는 찾아낼걸? 인간들은 집요하니까.
그럼 이 세상 어디에 숨겨도 소용없겠네요?
글쎄 말이다. 이거 참, 난감하구나.

그때 막내 손자가 물었어.
할아버지, 이 도깨비방망이만 있으면 뭐든지 할 수 있죠?
그야 물론이지. 그래서 숨기려는 게 아니냐.
그럼 제가 숨겨놓고 올게요.
네가? 어떻게?

막내는 도깨비방망이를 들고 어디론가 쪼르르 달려갔어.

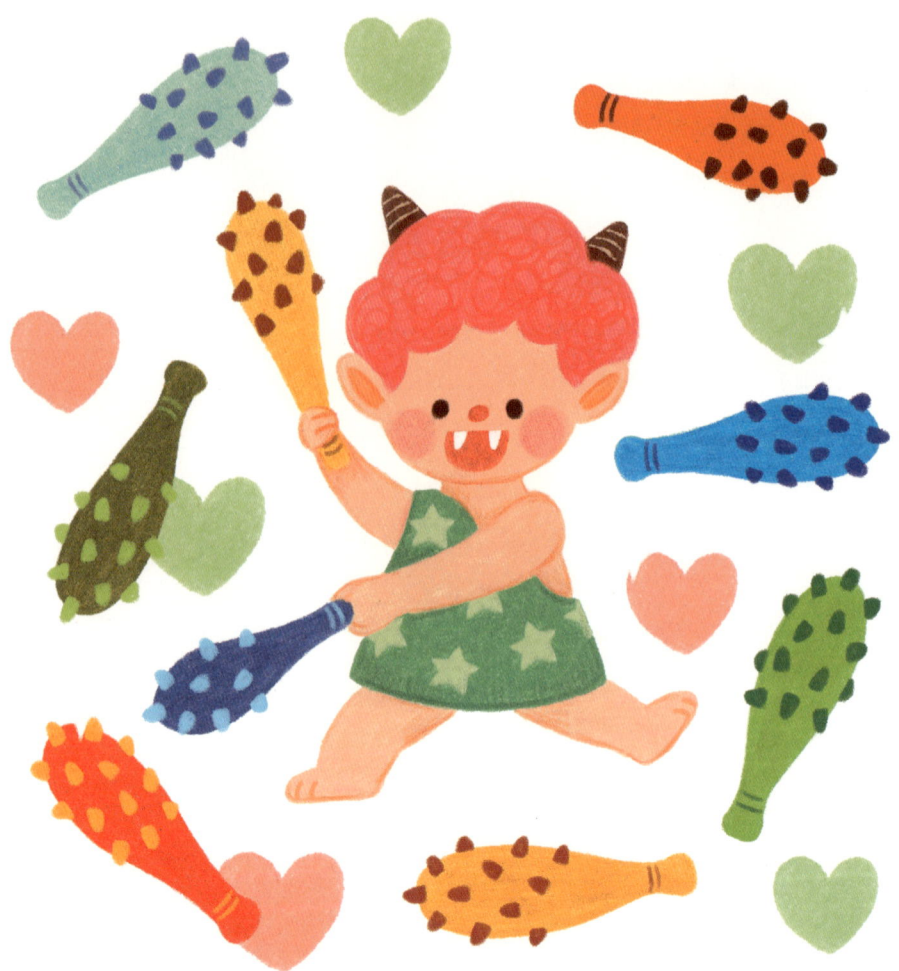

허허, 원 녀석하고는.
할아버지 도깨비는 막내가 재롱을 부린다고 생각한 모양이야.

막내는 산꼭대기에 올라가 도깨비방망이를 두들겼어.
요술 방망이 나와라, 뚝딱!
그랬더니 똑같은 방망이가 하나 더 생기는 거야.
막내는 또 방망이를 두들기며 소리쳤지.
꼭꼭 숨어라, 뚝딱!
어떻게 됐을까? 글쎄 요술 방망이가 획 사라졌지 뭐야.
막내는 밤새도록 방망이를 두들기며 외쳤단다.
요술 방망이 나와라, 뚝딱! 꼭꼭 숨어라, 뚝딱!
요술 방망이 나와라, 뚝딱! 꼭꼭 숨어라, 뚝딱!

이튿날 아침, 막내가 빈손으로 돌아왔어.
할아버지 도깨비가 물었지.
애야, 방망이는 어디다 숨겼니?
그냥 다 나눠줬어요.
나눠주다니?
온 세상 사람들한테 다 나눠줬죠.
숨기라고 했더니 나눠줬다고?

나눠주긴 했지만 쉽게 찾진 못할걸요?
그건 또 무슨 소리냐?
꼭꼭 숨어라, 뚝딱! 이랬거든요.
꼭꼭 숨으라고? 어디, 어디?
그러자 막내는 손가락으로 제 가슴을 가리키며 말했단다.
여기요, 여기. 사람들 마음속에 숨으라고 했어요.
사람들 마음속에 요술 방망이를 숨겼단 말이냐?

할아버지 도깨비는 그제야 손뼉을 치며 껄껄 웃었어.
참 똘똘하구나, 똘똘해.
그래, 거기라면 누구도 쉽게 찾아낼 수 없겠지.
암, 그렇고말고.

그렇게 도깨비 가족은 깔깔 웃으며 숲을 떠났어.
안개 속으로 도깨비 가족이 사라지고
숲에는 새 소리만 남았단다.

그 뒤로 인간 세상 어디에서도
요술 방망이가 발견된 적은 없었어.
하지만 가끔, 아주 가끔은

마음 깊은 곳에 요술 방망이가 있다고 믿는 사람들이
생겨나기도 했단다.

마음속에 숨겨진 놀라운 힘을 믿는 사람들
뭐든지 할 수 있고
뭐든지 될 수 있다고 믿는 사람들
그 믿음이 마음 가득 차오를 때
숨어있던 요술 방망이가 저절로 움직이곤 한단다.

다 이루어져라, 뚝딱!

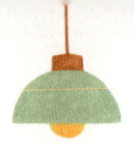

어릿광대의 여행

여행을 자주 하다 보면 길 위에서 참 많은 사람을 만나게 돼.
대부분 혼자 여행하는 사람들이지.
떠날 땐 혼자였다가 여행 중에 길동무가 되고
가다가 길이 갈라지면 그냥 서로서로 복을 빌며 헤어진단다.
좋은 길동무를 만나는 건 행운이야.
좋은 길동무는 좋은 말동무이기도 하거든.

예전에 어떤 섬에서 할아버지 여행자를 만난 적이 있어.

길동무가 되어 섬을 한 바퀴 걷는 동안
할아버지 여행자는 내게 이런 이야기를 들려줬단다.

옛날에 영생을 꿈꾸는 황제가 있었답니다.
하루는 신하들에게 이런 명령을 내렸지요.
"여봐라, 진주열매를 구해오너라."

진주열매는 한 알만 먹으면 10년씩 수명이 늘어난다는 전설의 명약이었죠.
신하들은 먼 길을 떠났습니다.
하지만 돌아온 사람은 없었다더군요.
진주열매 나무는 사람의 발길이 닿지 않은 곳에서만 자란다고 했습니다.
구름 속 만년설이나 산호섬으로 둘러싸인
깊은 바다에서 자란다는 소문도 있었지요.
아무리 충직하고 아무리 황제의 명령이 엄하기로
목숨까지 거는 신하는 없었던 겁니다.

"열매를 구해오너라."
황제는 계속 명령했고
한 번 떠난 신하들은 영영 돌아오지 않았답니다.
황실엔 이제 몇몇 시녀와 젊은 어릿광대만 남았죠.

황제는 어릿광대에게 물었습니다.
"진주열매를 구해올 수 있겠느냐?"
"예, 폐하."

어릿광대는 날이 밝기 전에 성을 떠났습니다.
깎아지른 설산의 봉우리 맹수가 들끓는 밀림을 가리지 않고
어릿광대는 거침없이 나아갔죠.
그 아둔하면서도 지고지순한 충정 앞에
자연마저 서서히 빗장을 풀기 시작했답니다.

이듬해 봄, 어릿광대는 진주열매 두 알을 황제에게 바쳤습니다.
황제는 어릿광대에게 후한 상을 내리며 말했지요.
"더 구해오너라."
"예, 폐하."
어릿광대는 다시 길을 떠났지요.
그리곤 해마다 봄이 오면 어김없이 진주열매를 한두 알씩 구해왔답니다.
진주열매를 먹은 황제는 정말 나이가 멈춘 것 같았답니다.
세월이 흘러도 주름살은 늘지 않고 피부도 탱탱했죠.
"진주열매를 더 구해오너라."
"예, 폐하."

어릿광대는 사람의 발길이 닿지 않는 곳으로 점점 깊이 들어갔습니다.
고독한 모험이었죠.
진주열매 나무를 찾기 위해 다른 나라의 언어를 배워야 했고
바다를 건너기 위해 항해술도 배워야 했습니다.
진주열매가 열릴 때까지 산봉우리에서 몇 계절을 기다린 적도 있었죠.
어렵사리 진주열매를 손에 넣을 때마다
어릿광대는 가장 빠른 말에 올라 성으로 내달렸답니다.
그렇게 세상과 성 사이를 쉴 새 없이 오가는 동안
어릿광대는 청년에서 장년으로, 중년에서 노년으로 늙어갔습니다.

어느 해 여름, 황제에게 서운한 소식이 날아들었답니다.
어릿광대가 너무 늙어 임무를 수행하기 어렵다는 소식이었죠.
황제는 혀를 차며 어릿광대의 집을 친히 방문했습니다.
그 옛날 왕궁의 어린 몸종이었던 어릿광대는
이제 백발의 주름진 노인이 되어 황제를 맞아야 했죠.
황제는 진주열매 한 알을 내밀며 말했습니다.

"이 열매를 먹고 수명을 늘리도록 하라."
그러자 어릿광대가 말했습니다.
"폐하, 소인은 이미 한 사람이 누릴 수 있는 그 이상의 삶을 누렸습니다.

살면서 안 해본 일이 없고 가보지 못한 곳도 없습니다.
이제 한 번도 해보지 않은 것을 해볼 차례입니다."
"그게 무엇인가."
"다음 세상을 여행하는 일이옵니다.
지금껏 걸었던 것과 똑같은 걸음으로 새로운 여행을 맞이하고 싶습니다."

황제는 이어지는 어릿광대의 말을 잠자코 듣기만 했답니다.
죽음을 앞둔 자의 입에서 흘러나오는 목소리가
어쩌면 이다지도 차분하고 평온할 수 있는지 황제는 이해하지 못했지요.

소인은 평생 성 밖으로 나갈 수 없는 운명이었건만
폐하의 은혜로 온 세상을 구경할 수 있었습니다.
땅 위의 모든 산을 오르내리고 바다의 모든 섬을 훑었습니다.
열대의 태양 아래 살갗을 태우고 극지의 만년설로 더운 피를 식혔습니다.
야만과 문명을 넘나들며 수많은 언어로 대화하고
낯선 음악에 맞춰 춤을 추었습니다.
끝없이 걷고, 먹고, 사랑하며 저에게 주어진 모든 시간을
넘치도록 채우고 또 채웠습니다.
이 모든 것이 폐하의 은혜 덕분이옵니다.
설령 저에게 다음 세상이 주어진다 해도

이보다 더 가득 찬 삶을 살 수는 없을 듯하옵니다.

말을 마친 뒤 어릿광대는 황제가 지켜보는 앞에서 천천히 눈을 감았지요.
황제는 어릿광대의 집을 나와 말없이 성으로 향했답니다.
황제는 그 뒤로 삼백 년 하고도 예순다섯 해를 더 살았다고 하더군요.
만일 어릿광대가 살아있어서 계속 진주열매를 구해왔더라면
수명을 더 늘릴 수도 있었겠지요.
죽기 전에 황제는 이런 말을 남겼다고 합니다.
"아, 인생은 뭔가를 하기엔 너무도 짧구나!"

오래 살지만, 적게 사는 사람이 있고
짧게 살지만, 많이 사는 사람이 있답니다.
제 몫의 시간조차 낭비하는 사람이 있는가 하면
혼자서 대여섯 명 몫의 시간을 살아가는 사람도 있지요.

주어진 하루의 양은 같아도 그 하루에 무엇을 얼마나 담을지는
각자의 선택에 달렸답니다.

길고 짧은 생이란 하늘의 소관이지만,
많고 적은 생은 인간의 선택이니까.

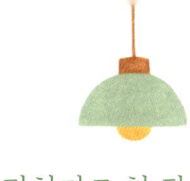

전화카드 한 장

예전에 휴대전화가 없었던 시절엔 다들 공중전화를 썼단다.
길모퉁이나 전철역에 있는 공중전화부스에서
동전을 넣고 전화를 걸어야 했어.
동전 대신 전화카드를 쓰는 사람도 많았지.
아무튼, 그때 있었던 얘기야.

그 무렵 나는 허름한 옥탑방에서 혼자 살고 있었어.
방에 전화기 하나 놓을 형편도 못 되던 시절이었지.

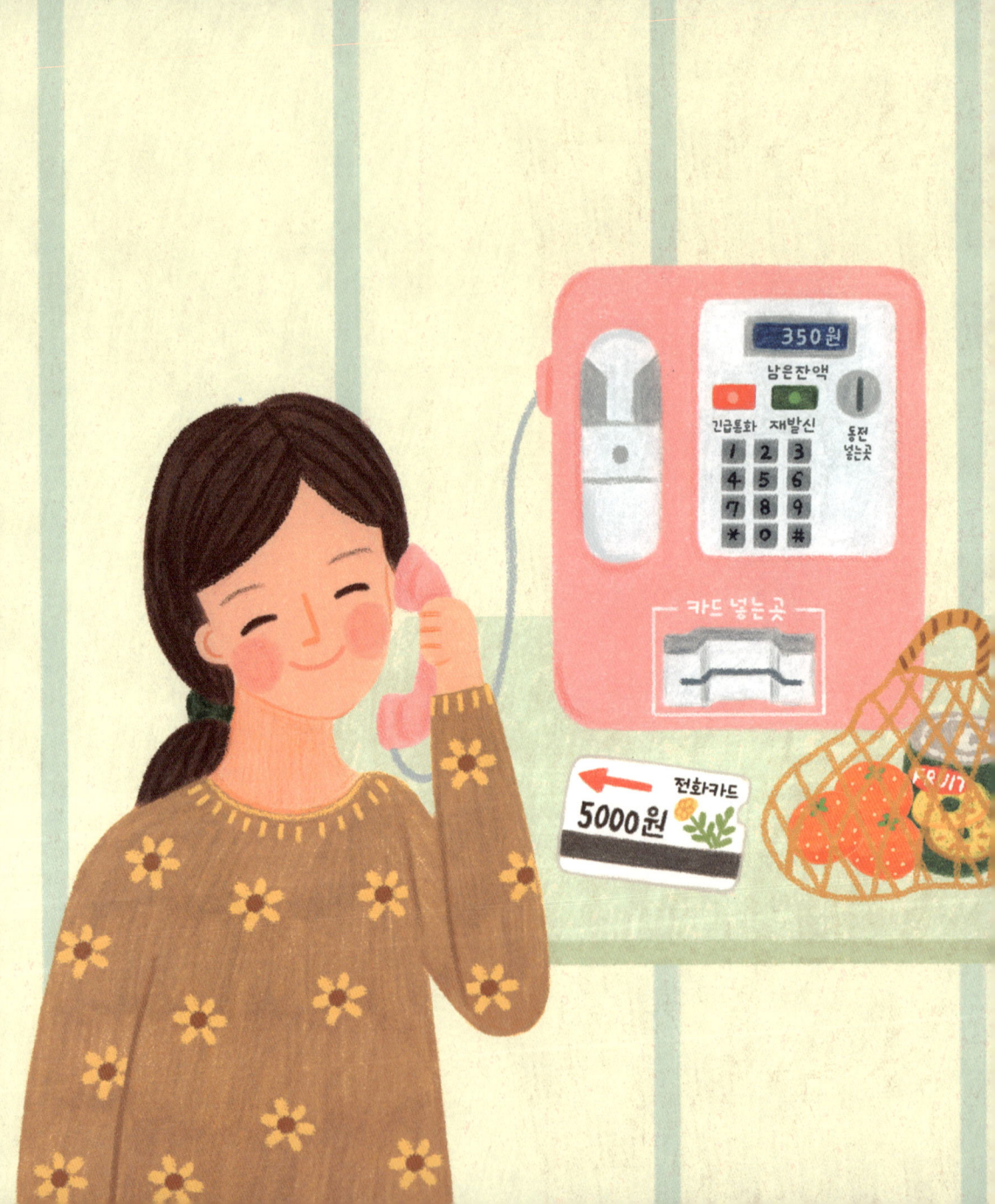

하지만 내게 힘이 되고 말벗이 되어주는 여자친구는 있었단다.
나는 매일 저녁 9시만 되면 길모퉁이 슈퍼로 달려갔어.
슈퍼 옆에 공중전화부스가 딱 하나 있었거든.
얼마나 다행인지 몰라.
거기 말고는 전철역까지 한참 걸어가야 했으니까.
여자친구가 퇴근하고 돌아와 씻고 밥 먹고 하면 딱 저녁 9시야.
우린 매일 저녁 9시마다 전화 통화를 했단다.
하루에 5분이라도 목소리를 듣고 싶었거든.

그런데 어느 날 훼방꾼이 생겼지 뭐야.
공중전화를 혼자 독차지하는 여자가 나타난 거야.
한번 전화를 걸면 전화카드 한 장을 다 쓸 때까지 끊지를 않아.
거참, 전화 좀 같이 씁시다. 이렇게 말하고 싶었지만 말이 안 통했어.
우리나라 사람이 아니었거든.
필리핀? 베트남? 태국? 잘은 몰라도 동남아시아 여자인 건 분명했어.
일자리를 찾아 우리나라에 왔나 봐.

그 여자는 일주일에 한두 번꼴로 공중전화를 이용했는데
그때마다 나는 뒤에서 한참 기다려야 했어.
전화카드 한 장을 다 쓸 때까지 말이야.

아무래도 일해서 번 돈으로 전화카드만 사 모으는 모양이야.
하루는 폭발 직전까지 간 적이 있어.
안 그래도 낮에 여자친구와 말다툼을 하는 바람에 기분이 엄청 울적했거든.
사과 전화를 하려고 만 원짜리 전화카드까지 새로 사 들고 달려갔는데
역시나 그 여자가 전화기를 붙들고 있는 거야.
게다가 내 앞에 웬 아저씨까지 서있잖아.

전철역으로 달려갈까, 내 차례를 기다릴까? 그냥 기다려보기로 했어.
혹시 오늘은 좀 일찍 끝날 수도 있지 않을까 하고 말이야.
하지만 내 생각이 틀렸어.
여느 때보다 훨씬 더 길게 수다를 떨고 있지 뭐야.
나는 여자친구의 화난 표정을 떠올리며 발을 동동 굴렀단다.
제발 끊어라, 제발 좀 끊어라, 하면서 말이야.

그때 여자가 난데없이 노래를 부르기 시작했어.
전화기가 무슨 마이크라도 된 것처럼 꼭 붙잡고 막 노래를 하는 거야.
뒤에서 두 사람이 기다리고 있는데 한가롭게 노래나 불러?
나는 더 참을 수가 없었어.
그런데 앞에 서있는 아저씨도 좀 이상해.
화내긴커녕 고개를 천천히 끄덕이며 장단을 맞추는 거야.

나는 안 되겠다 싶어 앞으로 성큼성큼 걸어가기 시작했어.
마음 같아선 고함을 지르고 강제로 수화기를 빼앗고 싶었지.
그때 앞에 서있던 아저씨가 조용히 내 팔을 잡았어.
"잠깐만요, 조금만 더 기다려줍시다."
"왜요? 아저씬 화도 안 나세요? 저 사람, 정말 너무하잖아요?"
"베트남 말을 몰랐더라면 저도 화가 났겠죠."

아저씨는 내 귀에 대고 이렇게 소곤거렸어.
저 여자분은 지금 고향에 있는 어린 아들한테
자장가를 불러주고 있답니다.
엿들을 생각은 없었는데 오늘이 아들 생일인가 봐요.
나는 꿀 먹은 벙어리가 되고 말았어.
활활 타오르던 화가 갑자기 확 식어버린 거야.

베트남 여인은 그렇게 한참 노래를 부르더니
끝에 가서 "Happy birthday, my baby"하고 전화를 끊었어.
끊으려고 끊은 게 아니라 전화카드가 다 된 거야.
아저씨와 나는 그저 멍하니 그녀를 쳐다보고만 있었지.
베트남 여인은 수화기를 붙잡은 채
전화기에 이마를 대고 소리 없이 흐느끼기 시작했어.

그때 내가 왜 그랬는지 몰라.
그냥 저절로 몸이 움직인 것 같아.
나는 앞주머니에서 만 원짜리 새 전화카드를 꺼내어
베트남 여인의 손에 쥐여주었어.
그리고 짤막한 영어로 "For your baby" 이렇게 한마디 건네고는
그냥 자리를 떴단다.
그것 말고 내가 할 수 있는 일이 뭐가 있겠어.

그 뒤로 긴 세월이 흘렀지만, 그때 일이 영 잊히지 않아.
이따금 마음이 격해질 땐
그 베트남 여인의 자장가를 떠올리면서 심호흡을 하게 돼.

화가 날 때마다 이런 생각을 해보면 어떨까?
내가 알아듣지 못하는 언어가 있듯이
내가 미처 알지 못한 사연도 얼마든지 있을 거라고.

화가 나는 것과
화를 내는 것은 같지 않아.

화가 나는 것은

내가 상처를 받았다는 뜻이고
화를 내는 것은
남에게도 상처를 주겠다는 뜻이거든.

만약에 그때 내가 화를 냈더라면
나는 세 사람에게 큰 상처를 입혔겠지.

날마다 그리움에 잠 못 드는 엄마에게 상처를 입히고
엄마 품이 그리운 아이에게 상처를 입히고
인정머리라곤 찾아볼 수 없는 나에게 상처를 입혔을 거야.

그러지 않았으니 참 다행이지?

억울하고 분하고 짜증 날 때
화가 나는 건 본능이고 당연한 일이겠지.
하지만 화를 밖으로 끄집어내는 건 선택이야.

화가 날 때마다
훗날 '참 다행이지?'라고 말할 수 있는
그런 선택을 할 수 있다면 얼마나 좋을까?

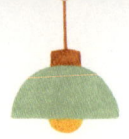

언제나 그 자리의 주인

오래전 일이야.
배낭을 메고 어느 옛 도시를 여행할 때였지.
나는 이른 아침부터 골목골목을 누비고 다녔단다.
마을마다 집들이 얼마나 멋지고 아름다운지 몰라.
담장 위에는 꽃들이 피어 있고
오래된 나무 계단과 하늘로 향한 창문도 참 인상적이었지.

한참 구경하고 있는데 문득 누가 쳐다보는 느낌이 들었어.

집주인이 2층 테라스에 앉아 손을 흔들고 있었던 거야.
올라와서 차 한 잔 드시죠.
뜻밖의 초대에 이끌려 2층으로 올라갔단다.
집주인은 40대 중반쯤 되는 남자였는데 수염이 꽤 멋졌어.

관광객인가요, 여행자인가요? 집주인이 차를 따라주며 물었지.
둘 사이에 어떤 차이가 있죠?
관광객은 사진을 찍지만, 여행자는 눈에 담아두지요.
관광객은 구경거리를 만나지만 여행자는 그리움을 만난답니다.
그럼 저는 여행자가 되고 싶은 관광객이네요.
집주인은 미소를 지으며 천천히 말을 이어갔어.

다들 삶의 여유를 찾아 여행을 떠나지만
오히려 여행지에서 더 바쁘게 움직이더군요.
하나라도 더 구경하려고 시간을 쪼개가며
빡빡한 일정을 소화하다 보면 어느새 돌아가야 할 시간이 됩니다.
대부분 그런 식으로 여행을 하지요.

어떡하면 잘 여행할 수 있을까요? 내가 물었어.
자신이 여행자라는 사실을 잠시 잊으면 어떨까요? 무슨 뜻이죠?

여행지에서 일상을 사는 겁니다.
시간이 아까워 도저히 할 수 없는 일들,
이를테면 현지의 책방에 주저앉아 책을 읽거나
벤치에 앉아 낮잠을 자는 겁니다.

그곳 주민처럼 말인가요?
그렇죠. 그곳에서 평생을 살 것처럼.
그러면서 집주인은 내게 쿠션을 건네주며 말했단다.
자, 이 쿠션을 베고 잠시 눈을 감아보세요.
다음 일정, 다음 목적지 따윈 다 잊어버리고 낮잠이라도 자보세요.
나는 집주인이 시키는 대로 의자에 푹 기대고 눈을 감았단다.

좀 전까지는 들리지 않던 마을의 소리가 들리는 것 같았어.
새 소리, 개 짖는 소리, 밥 짓는 소리가 다 들리는 거야.
내가 이 아름다운 마을에서 태어났다면 어린 시절을 어떻게 보냈을까?
골목골목을 뛰어다니고 정원의 꽃향기를 맡으며 자랐겠지?
어쩌면 이웃집 소녀를 위해 이슬 맺힌 꽃을 따기도 했을 거야.
이런 마을에서 나는 어떤 꿈을 꾸고 어떤 하루를 살았을까?
이런저런 행복한 상상을 하다가 나도 모르게 잠이 들었나 봐.
다시 눈을 떴을 때 집주인은 보이지 않았어.

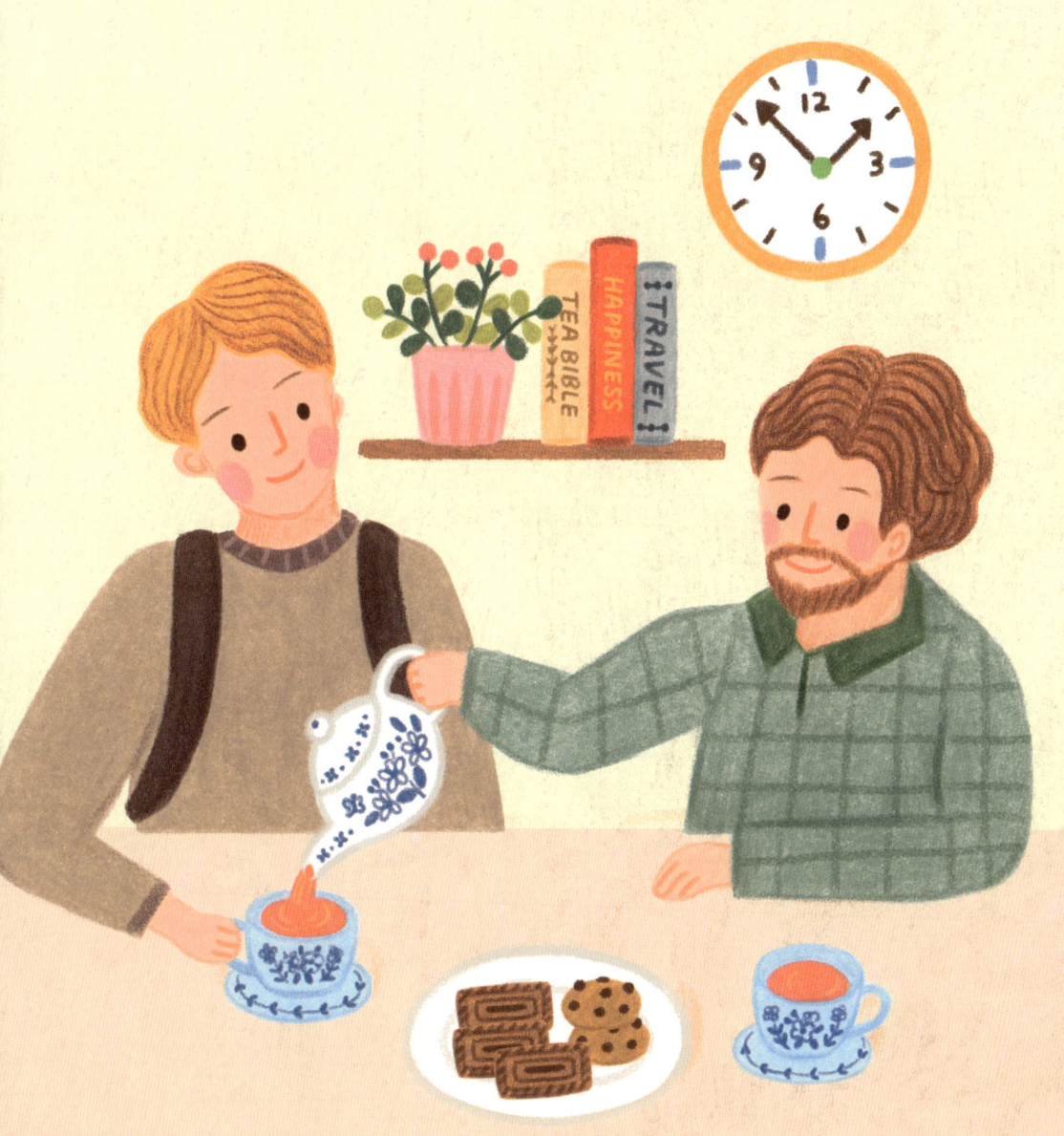

그 대신 30대 후반의 여자가 고개를 갸웃거리며 서있었지.
누구세요?
아, 여행 중인 사람입니다. 집주인은 어디 가셨나요?
방금 옆에 앉아있었는데…….
제가 집주인인데요?
그럼 남편분인가? 키는 이만하고 수염 기른 남자였는데.
저 미혼인데요?
좀 전에 있었던 일을 설명하자 그녀는 웃음을 터뜨렸단다.
제가 집을 자주 비우거든요.
아무나 와서 쉬다 가라고 문도 열어놓고 다녀요.
그래서 누가 또 한참 앉았다 간 모양이네요.

집주인인 줄 알았던 그 남자 역시 나처럼 여행자였던 거야.
나도 모르게 웃음이 터져 나왔단다. 그 사람 참.
잠시 머물다 갈 사람이
어쩌면 그렇게 집주인처럼 능청스럽고 자연스러울 수 있을까.
문득 잠결에 그 남자가 중얼거리던 말이 떠올랐어.
　　관광객은 오래 머물러도 이방인이지만
　　 여행자는 짧게 머물러도 그곳 주민처럼 살죠.
　　 인생도 마찬가지가 아닐까요?

그래, 이제 너에게 들려줄 이야기가 생각났어.
어느 날 걸음마를 떼고
너의 걸음으로 너의 길을 걸을 수 있을 때쯤이면
그때부터 너만의 여행이 시작되겠지.
얼마나 설레고 아름다운 여행일까.

너의 눈에 담길 세상
너의 시선이 머무는 풍경
너를 품어줄 낯선 도시, 낯선 마을의 하루하루
그리고 너를 사무치게 할 수많은 그리움까지
그 모든 시간이 너의 삶이고
너를 위해 마련된 선물이란다.

그러니 조급해하지 말고
천천히, 느긋하게 누리렴.
언제든 어디서든
잠시 쉬어가더라도 주인처럼 푹 기대앉는 거야.
네가 앉은 그 자리는 오로지 너를 위한 자리이고
너는 언제나 네가 머무는 그 시간의 주인이니까.

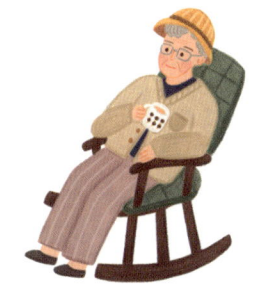

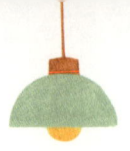

마르코의 보물

옛날 어떤 작가가 왕실의 초대를 받았어.
얼마 전에 신나는 모험 이야기를 펴냈는데
그 책이 엄청나게 인기를 끌었거든.
왕비도 밤새도록 손에 땀을 쥐어가며 책을 읽었다는 거야.
왕비가 말했어.
어쩜 이렇게 재미있고 가슴 뛰는 이야기를 쓰실 수 있죠?
상상력이 참으로 풍부하시군요.
왕비 전하, 저는 다만 누군가의 이야기를 받아적었을 뿐입니다.

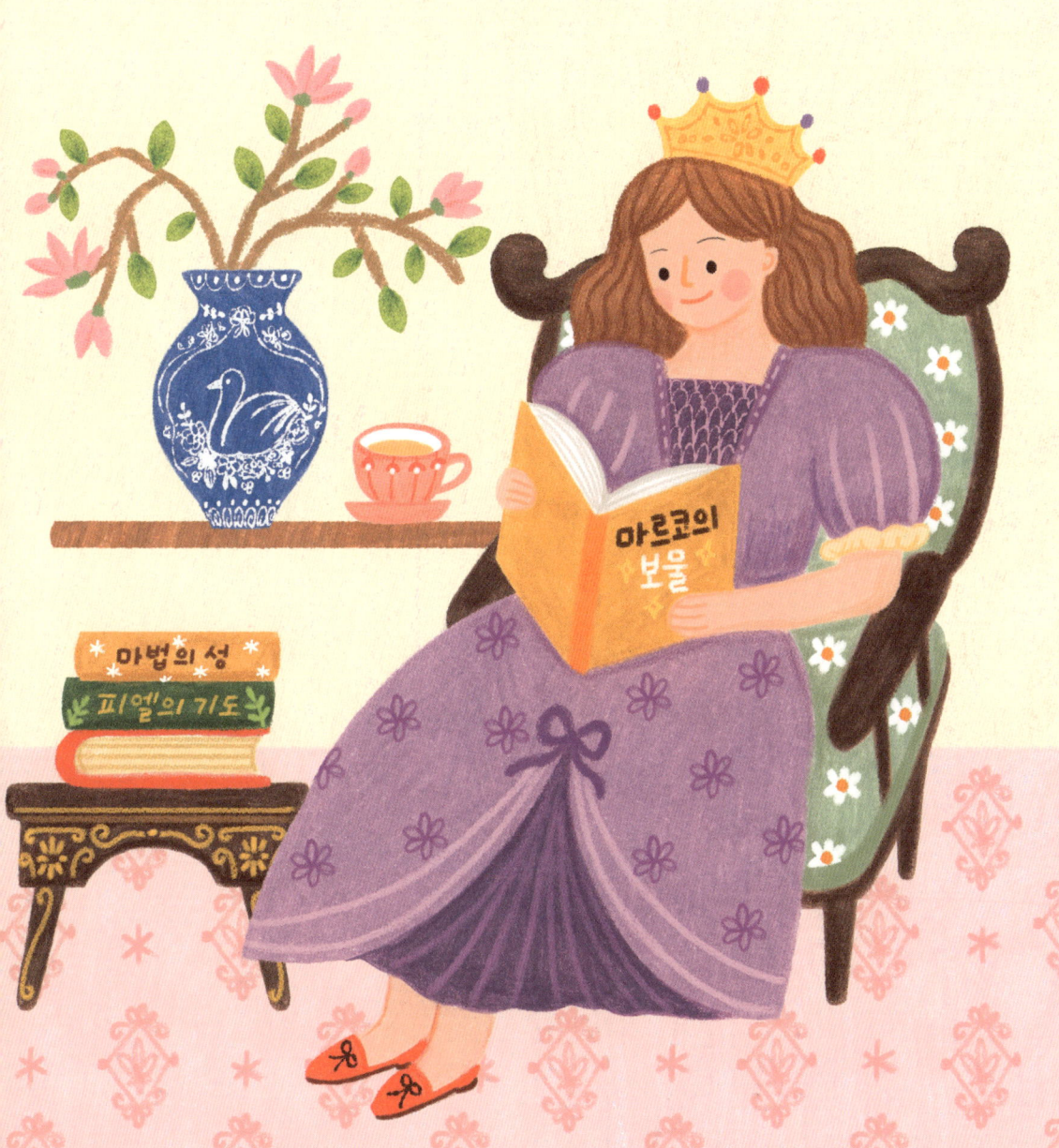

받아적다니요?
그럼 이 책에 실린 이야기들이 모두 실제로 있었던 일들이란 말인가요?
예, 그렇습니다. 허락해주신다면 그 이야기를 들려드리지요.
해주세요. 듣고 싶군요.

해적들이 바다를 누비던 대항해시대 때 이야기입니다.
수평선 너머 어딘가에 보물섬이 있다는 말만 믿고
너도나도 바다로 나가던 시절이었지요.
마르코라는 어부도 그들 중 한 사람이었답니다.
참 성실하고 부지런한 사람인데
아내와 어린 두 자녀를 위해 먼바다로 떠났다더군요.
함께 배에 오른 사람들도 마르코와 별반 다르진 않았지요.
다들 보물섬만 찾으면 인생이 확 바뀔 거라고 믿었답니다.

하지만 시간이 갈수록 항해는 점점 힘들어졌죠.
뜨거운 햇빛과 끝없는 파도
무서운 폭풍에 시달려야 했거든요.
배가 뭍에 잠시 머물 때마다 선원들이 점점 줄어들었답니다.
더는 견디지 못해 도망친 거죠.
동료의 숫자가 줄어들수록 남은 선원들의 믿음도 점점 사라졌지요.

항해를 떠난 지 1년이 지날 즈음
배 위에는 선장과 마르코를 포함해 열 명 남짓만 남았답니다.
백 명의 동료가 열 명으로 줄었으니
각자가 차지하게 될 보물도 그만큼 더 늘었구나.
선장의 말에 선원들은 젖 먹던 힘까지 짜내어 노를 저었습니다.
그렇게 높은 파도를 넘고 세찬 바람을 가르던 어느 날,
그들은 마침내 보물 지도에 표시된 섬을 발견했답니다.

보물은 찾았나요? 왕비가 물었어.
보물상자는 찾았지요. 하지만 이미 텅 비어있었답니다.
그럼 모두 헛수고였군요.
예, 선장과 마르코, 선원들 모두 허탈감을 감출 수 없었답니다.
그래서 그들은 어떻게 됐나요?

배를 돌려 다시 항해를 시작할 수밖에 없었지요.
떠나온 곳을 향해 또다시 노를 저어야 했답니다.
올 때는 보물섬이라는 희망이 있었지만
갈 때는 오로지 절망뿐이었죠.
생사를 넘나드는 시련 끝에
그들이 고향에 도착했을 때는 이미 3년이 훌쩍 지나있었답니다.

마르코는 아내와 어린 자녀들을 볼 낯이 없었죠.
그래서 돌아오자마자 밤낮으로 일을 했답니다.
낮엔 고기를 잡고, 밤엔 여기저기서 허드렛일을 해가며 돈을 벌었죠.
잃어버린 3년이 억울해서라도 이를 악물고 일해야 했던 겁니다.

그런 어느 날 밤, 아이들을 재우려는데 막내가 마르코에게 속삭였답니다.
아빠, 보물섬 이야기 조금만 해주시면 안 돼요?
마르코는 가슴이 아팠죠.
후회막심한 3년간의 경험을 그저 잊으려고만 했을 뿐
아이들이 궁금해할 거라는 생각은 한 번도 해보지 않았거든요.
그날 밤 마르코는 아이들 머리맡에서
처음으로 항해 이야기를 들려주기 시작했습니다.
밤은 깊어가는데 아이들 눈동자는 점점 또랑또랑해져 갔지요.

마르코는 밤마다 아이들에게 이야기를 들려줬답니다.
아이들은 오로지 그 시간만 기다렸지요.
그날 하루 아무리 힘들고 우울한 일을 겪어도
아이들은 대수롭지 않게 이겨냈어요.
왜냐하면, '마르코의 머리맡 항해 이야기'가
그들을 기다리고 있었으니까요.

아이들에게 이야기를 들려줄수록 마르코의 기억도 새롭게 살아났답니다.
오로지 보물섬 생각만 하느라 미처 못 봤던 바다의 풍경들
섬에 사는 이상한 동물과 야자나무들이 생생하게 기억났던 거죠.
아빠, 해적들이 사는 섬은 어떻게 생겼어요?
큰애의 질문에 마르코는 어떻게 대답할까, 잠시 망설였죠.
해적들을 만나보긴 했지만 해적 섬은 본 적이 없었거든요.
하지만 아이들의 호기심을 그냥 비워두고 싶진 않았답니다.

해적 섬에는 우스꽝스럽게 생긴 동물들이 아주 많단다.
코끼리만 한 토끼도 살고
메뚜기처럼 작은 사자도 살지.
해적들은 생긴 것보다 겁이 많아서
메뚜기 사자만 보면 막 도망친단다.
아이들은 까르르 넘어가고 마르코의 상상력은 점점 날개를 달기 시작했지요.

마르코는 또 한 번의 항해를 한 셈이군요.
왕비가 말했어.
한 번은 실제로 항해하고, 또 한 번은 상상으로 항해하고.
예, 맞습니다.
하지만 첫 번째 항해보다 두 번째 항해가 훨씬 더 실감났지요.

마르코의 항해 이야기는 날이 갈수록 흥미진진해져 갔답니다.
함께 항해했던 옛 동료들도
저마다 개성을 지닌 캐릭터로 변해갔죠.
인어의 주술에 걸려 해적이 되어버린 선원도 생겨났고
보물을 혼자 독차지하려다 망각의 늪에 빠져버린 선원도 생겨났습니다.
그렇게 하루하루 이야기가 쌓이다 보니
어느새 한 편의 훌륭한 모험 이야기가 완성되더군요.

그리고 훗날 큰애가 자라서 그 이야기를 글로 옮겼나요?
왕비의 질문에 작가는 웃으며 고개를 저었어.
큰애가 삽화를 그리고, 글은 막내가 썼답니다.
그럼 당신이 막내?
그렇습니다, 왕비 전하.
이제야 제목이 눈에 확 들어오는군요.
왕비는 책 표지를 손가락으로 쓰다듬으며 말했어.

표지엔 '마르코의 보물'이라고 적혀있었단다.

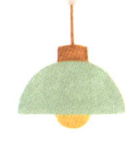

그해 겨울 눈사람

예전에 우연히 어떤 화가를 알게 됐어.
나름 전시회도 꾸준히 열고 그림책도 몇 권 펴낸 화가야.
한번은 화가에게 이렇게 물어본 적이 있어.

마음이 어수선하거나 쓸쓸할 땐 주로 뭘 하세요?
눈사람을 그리지요.
눈사람이요?
예. 그리기 쉬우니까.

누구나 동그라미 두 개쯤은 그릴 수 있잖아요?
큰 동그라미 위에 작은 동그라미 하나, 얼마나 간단해요?

그러고 보니 그 사람 작품 중에 유난히 눈사람이 많은 것 같아.
왜 그렇게 눈사람을 좋아하세요?
화가는 대답 대신 긴 이야기를 들려줬단다. 들어볼래?

내가 살던 마을은 유난히 눈이 많이 내렸죠.
아홉 살 때였던가?
함박눈이 펑펑 내리던 어느 겨울날
나는 한나절 공들여 눈사람을 만들었답니다.
모자도 씌우고 숯덩이로 눈, 코, 입도 그리고, 단추까지 달아줬죠.
약간 떨어져서 봤더니 제법 그럴듯한 거예요.
나는 우쭐해져서 신나게 마을을 싸돌아다녔죠.

그 무렵 나는 늘 혼자였답니다.
이웃들이 하나둘 도시로 떠나갈 무렵이었으니까요.
무릎까지 쌓인 눈밭 위로 내 발자국만 길게 이어졌지요.
그렇게 한참 걷다가 산기슭 외딴 오두막 앞에서 그만 뚝 멈춰서고 말았답니다.
장발장이 사는 집이었죠.

서울에서 내려온 머리 긴 총각을 마을에서는 장발장이라고 불렀거든요.
붙임성도 없는 데다 밤낮을 거꾸로 사는 괴짜라서
늘 이방인 취급을 받는 인물이었답니다.
시를 쓴다고 했던가, 그림을 그린다고 했던가.

아무튼, 그 허름한 오두막 앞에 눈사람이 하나 서있었던 거예요.
내가 만든 눈사람과는 차원이 다른 눈사람이었죠.
정확히 말하면 눈으로 빚은 여인상이었는데
어린 눈에도 탄성이 터져 나올 만큼 정교하고 아름다운 작품이었어요.
나는 한동안 넋을 잃고 서있었답니다.
깔끔한 말총머리에 갸름한 얼굴, 기다란 목과 가지런히 모은 두 손까지
어디 하나 흠잡을 데가 없는 조각상이었습니다.
질투가 났어요.
내 평생 아무리 노력해도 그런 눈사람을 만들 수 없을 것 같았죠.

다음 순간 무슨 일이 벌어졌는지 아세요?
나는 뭔가에 홀린 듯 양팔을 뻗어 눈사람을 힘껏 밀었어요.
쿵!
정신을 차리고 보니 눈사람은 이미 박살이 나 있었습니다.
너무 아름다웠지만, 또 너무 연약한 작품이었던 거예요.

바로 그때 문이 벌컥 열리더니 장발장이 나타났어요.
나는 죽기 살기로 도망쳤습니다. 잡히면 죽는다는 생각뿐이었죠.
장발장은 짐승처럼 고함을 지르며 내 뒤를 바싹 쫓았어요.
끝없이 펼쳐진 하얀 들판 위로 목숨 건 추격전이 이어졌죠.

얼마나 달렸을까?
나는 기어이 고꾸라지고 말았습니다.
장발장은 격투기 선수처럼 내 몸을 타고 앉아 주먹을 치켜들었죠.
나는 눈을 질끈 감았어요. 하지만 주먹은 날아오지 않았답니다.
주먹 대신 볼 위로 뭔가 뜨거운 한 방울이 뚝 떨어졌어요.
살며시 눈을 떠보니 헝클어진 머리카락 사이로
장발장의 눈동자가 보였습니다.
그 눈에서 눈물이 뚝뚝 흘러내리는 것이었어요.
주먹보다 아픈 눈물이었죠.
내 얼굴 위로 눈물 몇 방울을 툭툭 떨어뜨린 채
장발장은 왔던 길로 흐느적흐느적 돌아갔답니다.

그날 있었던 일을 나는 누구에게도 말하지 않았습니다.
내 잘못을 뉘우치는 데 일주일이 걸렸고
가서 용서를 구할까 말까 망설이는 데 일주일이 걸렸죠.

보름이 지나고 다시 사흘이 더 지난 뒤에야
나는 장발장의 오두막을 찾아갔답니다.
문을 두드렸지만, 인기척은 없었죠.
그냥 돌아갈까 하다가 무슨 생각에서인지 나는 눈을 굴리기 시작했어요.
장갑도 없이 맨손으로 말이에요. 둥글게 잘 만들기가 쉽지 않더군요.
어쨌든 큼지막한 눈덩이를 오두막 앞에 떡하니 놔둔 채
집으로 돌아갔답니다.
지금 생각해보니 미안하다는 말을
그 눈덩이로 대신하고 싶었던 게 아닐까 싶어요.

이튿날 오두막을 다시 찾았을 때
내가 만든 눈덩이 위에 작은 눈덩이가 하나 얹혀 있었답니다.
흠잡을 데 없이 동그랗게 잘 굴려 만든 눈덩이였어요.
물론 장발장의 솜씨였겠죠.
가슴이 사르르 녹아내리는 기분이었어요.
나는 쓰고 있던 털모자를 벗어 눈사람 머리 위에 푹 씌워줬습니다.
그리고 까만 자갈 두 개를 찾아 눈동자를 만들어줬죠.

다음 날 가봤더니 눈사람 얼굴에 코와 입이 생겼어요.
나는 기다란 막대기 두 개로 눈사람의 팔을 만들어주고는 다시 돌아갔죠.

사흘째 되는 날, 눈사람이 완성되었어요.
단추와 망토까지 걸친 완벽한 눈사람이었답니다.
그런데 눈사람 가슴에 작은 쪽지가 보였어요.
'밖은 추워. 들어와도 돼.'

나는 노크를 세 번 하고 문을 살며시 열었습니다.
잔잔한 음악에 커피 냄새와 빵 굽는 냄새까지, 참 아늑한 오두막이었죠.
와서 같이 먹자.
장발장은 나무로 된 식탁 위에 이미 내 몫의 빵과 수프를 준비해놓고 있었죠.
우린 그렇게 친구가 되었답니다.

나중에 좀 더 친해진 뒤에야 알게 된 건데
그때 내가 넘어뜨린 눈 조각상은
다름 아닌 장발장의 헤어진 애인이었다고 하더군요.
가슴에 맺힌 애인을 잊지 못해 조각상을 만들었는데
그걸 내가 부숴버린 거죠.
정말 죄송해요.
아니야, 오히려 내가 고마워.
장발장은 조각상이 박살 난 뒤에야
비로소 그녀를 잊고 살아갈 용기가 생겼다고 했어요.

물론 그땐 그게 무슨 말인지 이해할 수 없었죠.

그날 이후로 우리는 만나기만 하면 눈사람을 만들었답니다.
오두막 주변이 크고 작은 수많은 눈사람으로 가득 찰 때까지
얼마나 눈덩이를 굴렸는지 몰라요.
그러다 이듬해 봄, 우리 식구는 도시로 이사했고
장발장도 오두막에서 두어 계절 더 지내다가 서울로 떠났습니다.
헤어질 때 장발장이 해준 이야기가 잊히지 않네요.

무슨 일이든 처음 시작할 땐 동그라미를 그려봐.
그리기 쉬울 것 같지만 동전을 대고 그린 것처럼 똑바로 그리긴 어려워.
처음엔 삐뚤빼뚤, 울퉁불퉁할 거야.
그래도 자꾸자꾸 그려봐.
그러다 언젠가는 눈을 꼭 감고도
얼마든지 예쁜 동그라미를 그릴 수 있게 될 거야.

아무리 힘들고 어려운 일을 만나도
동그라미를 생각해보는 거야.
눈 감고도 그릴 수 있는 만큼
어떤 일도 잘 이겨낼 수 있을 테니까.

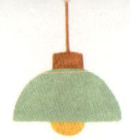

담 너머로 마음을 던져

✦✦

한 나그네가 길을 가고 있었어.
그런데 별안간 폭풍이 몰아치는 바람에
걸치고 있던 망토가 멀리 날아가버렸지 뭐야.
나그네는 얼른 잡으려고 달려갔지만
망토는 이미 숲으로 사라지고 말았단다.

마침 왕을 태운 마차가 숲길을 지나고 있었어.
그때 갑자기 말들이 놀라서 막 날뛰고

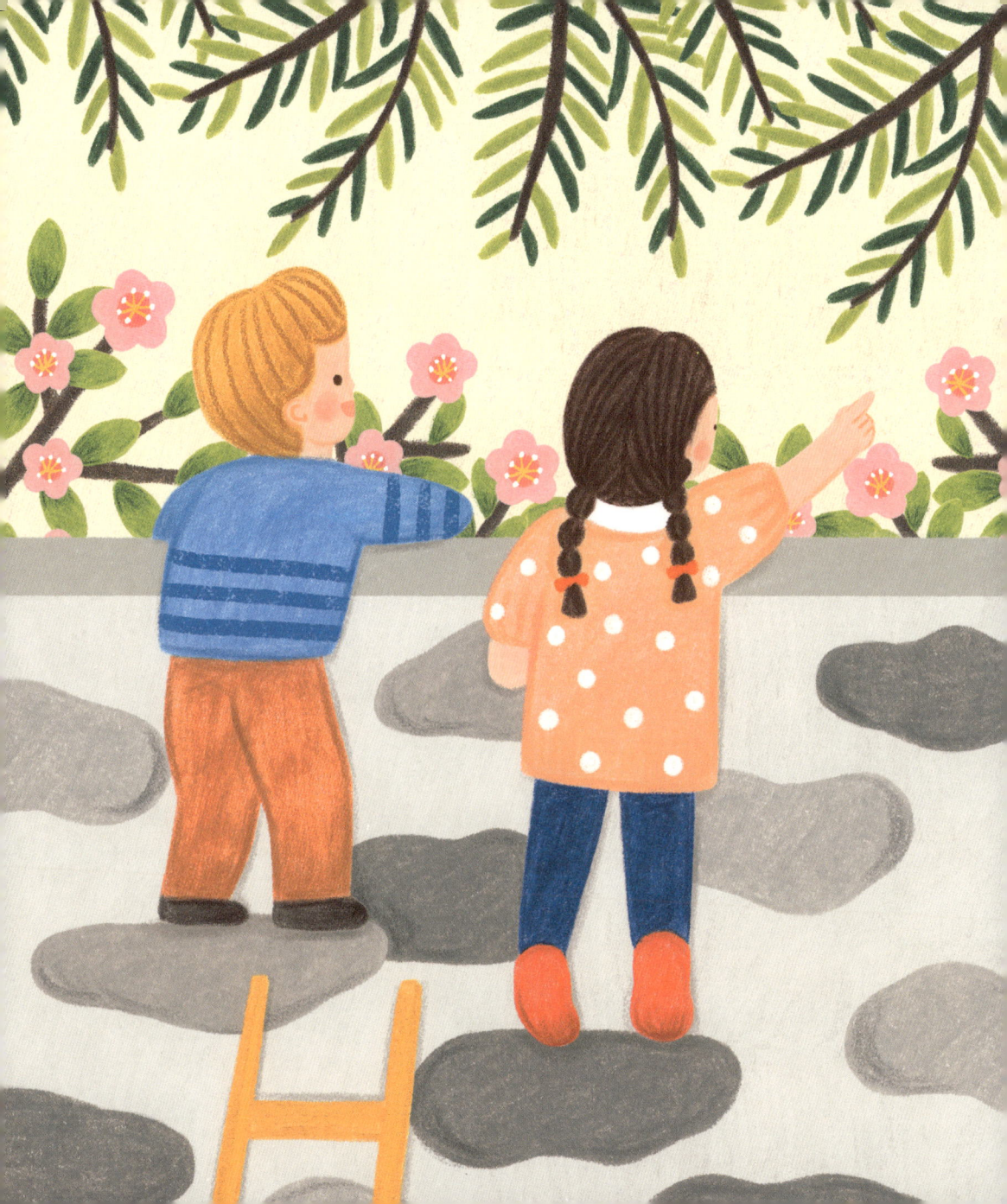

마차를 호위하던 병사들까지 잔뜩 겁에 질리고 말았어.
높은 나뭇가지에 저승사자가 서있잖아.
까만 망토를 펄럭이며 금방이라도 달려들 기세였지.

마차를 돌려라!
왕과 병사들은 전속력으로 숲을 빠져나갔어.
저승사자에게 잡히기라도 하면 큰일이잖아.
뒤돌아볼 엄두도 못 내고 그냥 죽기 살기로 달렸지.
등 뒤로 저승사자가 바싹 쫓아오는 것 같았거든.

그렇게 왕과 병사들은 간신히 숲을 빠져나왔어.
멀리 어둠에 잠긴 숲을 바라보며 왕이 말했단다.
높은 담을 쌓아라. 아무도 숲에 들어가지 못하도록.
그렇게 숲 주변으로 높은 담이 둘러쳐지고
사람들은 그곳을 '저승사자의 숲'이라고 부르기 시작했단다.

세월이 흘렀어.
돌담은 담쟁이덩굴로 뒤덮이고
'저승사자의 숲'은 점점 무성해졌지.
사람들은 여전히 숲을 두려워했단다.

좀 더 세월이 흘렀어.
몇몇 사람들은 궁금해하기 시작했지.
돌담 너머 저 무성한 숲을 왜 '저승사자의 숲'이라 부를까?
누가, 언제 돌담을 쌓았을까?
저 숲에 들어가면 어떤 일이 벌어질까?
하지만 돌담을 타 넘을 정도로 용감한 사람은 없었단다.

세월이 아주 많이 흐르고
한 소년이 돌담 주변을 어슬렁거리기 시작했어.
이른 아침부터 해 저물 때까지, 벌써 며칠째인지 몰라.
저 담 너머에 뭐가 있을까?
작은 호기심이 점점 커지고
점점 커진 호기심은 설렘으로 바뀌었지.

어느 날, 소년은 돌담을 기어오르기 시작했단다.
두근두근 가슴이 뛰었지만 두려움 때문만은 아니었어.
저 담을 넘으면 어떻게 될까?
평생 궁금해하면서 살기보다는
한 번이라도 담을 넘어보는 쪽을 선택한 거야.

마침내 소년은 돌담을 넘어 살금살금 숲으로 들어갔단다.
새들이 노래하고, 노루와 사슴이 한가롭게 풀을 뜯고 있었지.
수풀 사이로 맑은 냇물이 흐르고 푸른 초원도 보였어.

저건 뭐지?
멀리 높다란 나뭇가지에 거뭇거뭇한 천이
유령처럼 펄럭펄럭 휘날리고 있었던 거야.
소년은 웃었어.
꼭 저승사자처럼 생겼네.
소년은 온종일 숲을 거닐다가
다시 돌담을 넘어 집으로 돌아갔단다.

그날 밤, 소년은 웃으며 잠들었어.
단지 담 하나를 넘어갔다 왔을 뿐인데 왠지 부자가 된 기분이야.
내일 친구들에게 들려줄 이야기가 한 보따리였지.
어떤 이야기냐고?

글쎄,
담을 넘어본 사람만이 알 수 있는 이야기
담 너머 미지의 세계를 본 사람만이 할 수 있는

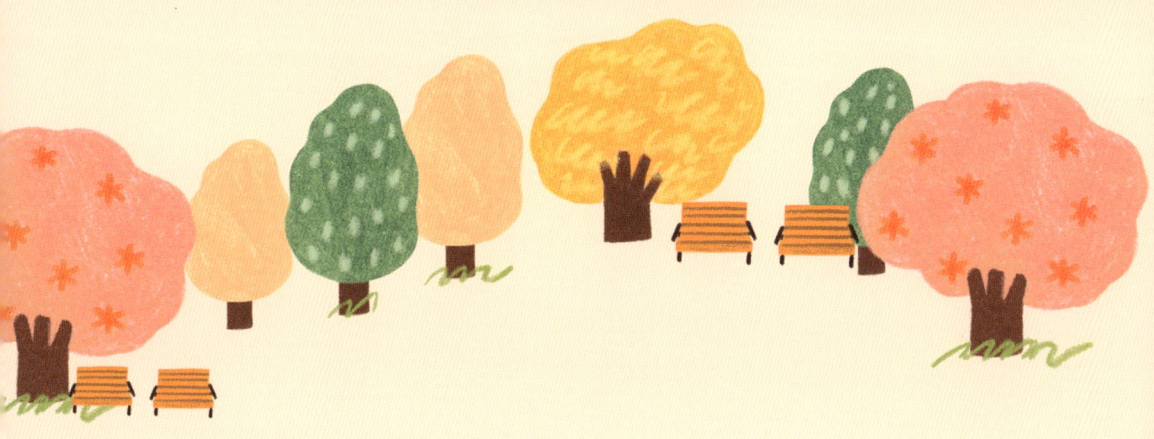

그런 이야기가 아닐까?

알고 보면 우리 주변엔
보이지 않는 수많은 돌담이 둘러쳐져 있단다.
작은 두려움과 섣부른 절망들이 하나씩, 하나씩
차곡차곡 쌓이면서 거대한 돌담이 되어버린 거야.

내가 해낼 수 있을까? 아니야, 불가능해.
두려움의 돌, 절망의 돌이 쌓이기 시작하면
어느새 거대한 돌담이 되어버린단다.

하지만 끝내 그 돌담을 넘는 사람이 나타나기도 해.
그러면서 예전에 없던 새로운 이야기가 만들어지는 거야.

옛이야기 속 영웅들도 사실 처음엔
담을 넘을까 말까? 누구보다 망설이던 사람들이었단다.
그러다 마침내 담을 넘고야 말지.
더 용감하고, 더 강해서가 아니라
두려움보다 설렘이 더 컸기 때문이야.
두려움을 이기는 건 용기가 아니라 설렘이거든.

할 수 있을까? 갈 수 있을까? 이룰 수 있을까?
기대만으로는 담을 넘을 수 없단다.
어쨌든 몸이 움직여야 하고
몸이 움직이려면 마음이 먼저 움직여야 해.
그런데 마음은 어떻게 움직이지?

실은 아주 간단해.
시선을 담 너머 저 멀리 두고 마음을 툭 던져두는 거야.
그럼 몸이 알아서 움직이게 돼.
던져놓은 마음을 찾으러 몸도 열심히 달려갈 테니까.

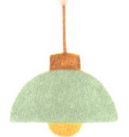

공주와 열세 번째 마녀

✦ ✦

어느 왕국에 큰 잔치가 열렸어.
그동안 왕에게 자식이 없어 늘 걱정이었는데
드디어 예쁜 공주가 태어났거든.
잔치는 일주일 동안 계속되었고
나라 안팎에서 하객들이 끝없이 모여들었단다.

잔치 마지막 날, 가장 귀한 손님들이 찾아왔어.
열두 명의 마녀가 공주의 탄생을 축하해주러 온 거야.

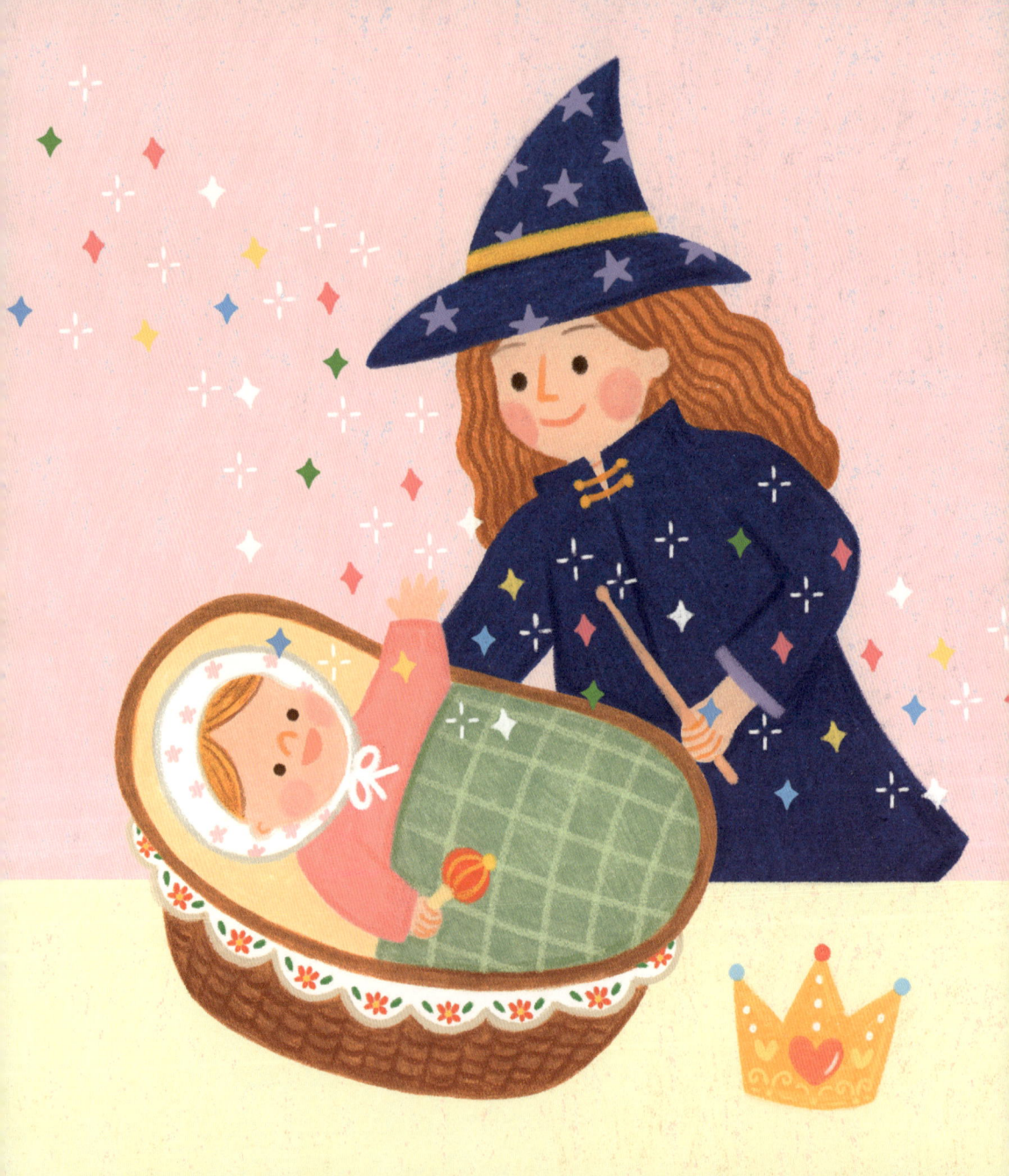

마녀들은 앞다투어 공주에게 큰 선물을 바쳤단다.
가장 먼저 첫째 마녀가 아기 공주에게 주문을 걸었어.
공주님께 아름다운 외모를 드릴게요.
둘째 마녀는 상냥한 웃음을 선물했고
셋째 마녀는 아름다운 목소리를, 넷째 마녀는 뛰어난 손재주를 선물했지.
계속해서 열두 번째 마녀까지 차례차례 공주에게
특별한 주문을 걸어주었단다.
총명한 두뇌와 건강한 몸, 현란한 말솜씨와 예술적 재능,
남다른 지혜와 우아한 기품, 그리고 끝없는 부와 명예를 모두 선물한 거야.

그때 누가 거칠게 문을 열고 들어왔어.
초대받지 못한 열세 번째 마녀가 나타난 거야.
왕은 아차 싶었지.
열세 번째 마녀는 싸늘한 눈빛으로 사방을 둘러보며 말했어.
나도 공주님께 선물을 드려야겠죠?
그러고는 아기 공주를 바라보며 중얼거렸단다.

열여섯 살이 되는 날, 공주님의 모든 마법이 사라집니다.

열세 번째 마녀는 차가운 미소만 남긴 채 떠났고

남은 사람들은 한동안 돌처럼 굳어있었지.
첫째 마녀가 애써 웃으며 말했어.
마지막 주문은 그냥 잊어버리세요.
우리 열두 마녀의 마법은 세상에서 가장 강력하니까요.
한편 성을 빠져나온 열세 번째 마녀는
멀리서 왕궁을 돌아보며 이렇게 중얼거렸단다.

모든 마법이 사라지는 그날, 공주님의 진짜 마법이 깨어나겠지요.

시간이 흐르고 공주는 일찌감치 걸음마를 뗐어.
그리고 처음 말을 배우면서부터 선물로 받은 재능들이
하나둘 깨어나기 시작했단다.
아름다운 목소리로 노래하고
어려운 책도 척척 읽어내는가 하면
말타기와 활쏘기는 물론 피아노, 바이올린까지
너무도 완벽하게 연주할 수 있었어.
공주가 하루하루 눈부신 소녀로 커가는 동안
사람들은 열세 번째 마녀의 저주 따윈 다 잊어버렸지.

열다섯 살을 넘길 무렵

공주는 이미 세상에서 가장 빛나는 여성으로 성장해 있었던 거야.
하지만 열여섯 생일날, 공주를 에워싸고 있던 모든 빛이 꺼지고 말았어.
공주에게 주어졌던 열두 개의 마법이 수명을 다한 거야.
거짓말처럼 마법이 사라지자
공주는 너무도 평범한 열여섯 살 소녀로 변해버렸단다.
하얗게 빛나던 얼굴은 주근깨로 뒤덮이고
아름답던 목소리도 그저 흔한 목소리로 바뀌었지.
그제야 사람들은 열세 번째 마녀의 저주를 떠올리며 탄식했어.
왕과 왕비의 슬픔은 그 누구도 헤아릴 수 없을 정도였단다.
물론 누구보다 충격이 컸던 사람은 공주였겠지.

공주는 온종일 거울 앞에 서있었어.
이게 원래의 내 모습이구나.
공주는 꼬박 하루를 울었지.
어제까지 워낙 눈부셨기에 평범해진 지금의 모습이
훨씬 더 비참했던 거야.
그런데 그날 밤부터 끝없는 질문이 생겨나기 시작했단다.

지금까지의 내 모습이 모두 가짜였다면 진짜는 어디에 있을까?
진짜 나의 능력은 무엇일까?

진짜 나는 뭘 잘하고, 무엇을 좋아할까?
나는 어떤 내가 되고 싶었고 어떤 행복을 원했을까?
꼬리에 꼬리를 물고 생겨나는 질문으로 인해
공주는 슬픔에 잠겨있을 겨를조차 없었어.
마침내 공주는 왕을 찾아갔단다.
아버지, 긴 여행을 해야겠어요.
왕은 깜짝 놀랐지. 여행이라니, 어딜 가겠다는 게냐?
열세 번째 마녀를 만나고 싶어요.
그 못된 마녀는 만나서 뭘 하려고?
꼭 물어볼 말이 있어요.
왕은 어쩔 수 없이 여행을 허락했단다.
가장 강하고 충성스러운 호위무사가 동행하는 조건으로 말이야.

공주는 호위무사와 함께 말에 올랐단다.
태어나서 처음으로 성을 벗어나
끝없이 펼쳐진 세상으로 나아가기 시작한 거야.
누구도 공주를 알아보지 못했지.
그렇게 평범한 소녀가 공주일 리는 없었거든.

고된 여행이었어.

비바람을 맞으며 높은 산을 넘고
사나운 곰을 피해 절벽을 기어올라야 했지.
호위무사가 없었다면 불가능했을 거야.
그런데 참 이상하지?
힘겨운 고비를 하나하나 넘길 때마다 왠지 뿌듯한 기분이 느껴졌거든.
아, 진짜 나는 이런 기분을 좋아하는구나.
가난한 백성들 틈에 끼여 딱딱한 빵과 식은 수프를 먹을 때도
공주는 이런 생각을 했단다.
아, 진짜 나는 사람들과 어울리는 걸 좋아하는구나.

봄, 여름, 가을……. 공주는 산과 들을 건너고
계절과 계절을 넘어 끝없이 여행했어.
그리고 마침내 세상의 끝이라 불리는 어느 숲속에서
열세 번째 마녀를 만났단다.

드디어 오셨군요. 마녀가 말했어.
저에게 왜 저주를 내리셨죠?
공주님, 저는 저주를 내린 적이 없답니다.
다만 어떤 마법도 때가 되면 사라지기 마련이랍니다.
마법이 사라지던 날부터 끝없는 궁금증이 생겨났어요.

77

혹시 당신이 저에게 걸어놓은 마법이 아닌가요?
저는 공주님께 어떤 마법도 행하지 않았답니다.
다만 가짜 마법이 사라지고 진짜 마법이 깨어났을 뿐이죠.

진짜 마법이라니요?
태어날 때부터 공주님 속에 숨겨져 있던 마법
누구에게나 하나씩 주어진다는 신의 선물이지요.
마녀는 공주의 맑은 눈동자를 바라보며 이렇게 말했단다.

보세요.
가짜 마법을 모두 벗어던진
공주님의 참모습이 얼마나 아름다운지.
스스로 자신의 진짜 행복을 찾아가는
공주님의 여정이 얼마나 빛나는지.

어디로 가야 할지
어디로 가고 싶은지
매 순간 스스로 묻고 스스로 걸어가는
공주님의 발걸음이 바로 진짜 마법이랍니다.

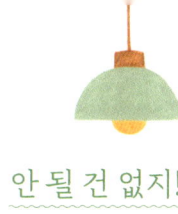

안 될 건 없지!

✦✦

어느 산기슭에 생기다 만 오솔길이 하나 있었어.
말이 오솔길이지 아무도 걷지 않는 버려진 길이야.
한 대여섯 걸음 걸으면 끝이 나거든.
오솔길은 생각했어. 난 왜 생겨났을까?

세상엔 셀 수 없이 많은 길이 있잖아.
도시와 도시를 잇는 탄탄대로에서부터 추억의 골목길,
아름다운 둘레길, 순례자의 길까지.

하나같이 수많은 발자국과 역사를 간직한 길들이란 말이야.
그런데 난 도대체 뭐지? 난 왜 더 자라지 못했을까?
오솔길은 그냥 이대로 사라졌으면 했어.
아무도 걷지 않는 길로 남을 바엔 차라리 그게 낫겠다 싶었지.

그런 어느 날 문득 이런 생각이 드는 거야.
나 스스로 자랄 순 없을까?
내 힘으로, 내 의지로 쭉쭉 뻗어나갈 순 없을까?
그때 하늘에서 이런 소리가 들려왔어.

'안 될 건 없지!'

오솔길은 하늘에 대고 말했어.
그렇죠? 이제부터 내 맘대로 쭉쭉 뻗어나가도 되죠?

'안 될 건 없지!'

그때부터 오솔길은 스스로 자라기 시작했어.
마을 쪽을 향해 하루하루 쭉쭉 뻗어나갔던 거야.
나무와 나무 사이로 꼬불꼬불 길을 내고

큰 바위를 돌아 언덕 밑으로 쭉쭉 내려갔단다.

응? 언제 이런 길이 생겼지?
새로 난 길 위로 사람들이 지나가고 노루와 사슴과 멧돼지도 신나게 지나갔어.
아, 행복해. 이런 기분이었구나!
길은 점점 더 힘차게 뻗어나갔단다.
그래, 이왕이면 좀 더 큰 길이 되어보는 거야.

길은 강줄기를 따라 길게 뻗어나갔어.
마을과 마을을 잇는 국도가 되고 도시와 도시를 잇는 8차선 고속도로가 되고
마침내 국경을 넘어 점점 크게, 점점 멀리 나아갔단다.

길은 이제 더 큰 꿈을 꾸기 시작했어.
세상의 모든 길을 지배하고 싶어진 거야.
안 될 건 없지. 길은 스스로 그렇게 생각했단다.

이름 없는 산기슭에서 그냥 사라질 뻔했던 오솔길이
이렇게 크고 위대한 꿈을 꾸게 될 줄은 몰랐지.
길은 세상을 향해 거침없이 나아갔어.
크고 작은 길들을 부하로 거느리면서 말이야.

그러던 어느 날 끝없이 뻗어나가던 길이 갑자기 행진을 뚝 멈췄어.
처음 보는 빈민촌이 앞을 딱 가로막는 바람에 더는 갈 곳이 없어진 거야.
그냥 밀고 나아갈까, 멀리 둘러갈까?
잠시 고민하는 사이 새까만 아이들이 몰려왔어.
하나같이 비쩍 마르고 얼굴엔 눈물 자국이 그대로 남아있었지.

길은 갑자기 멍해졌단다.
그동안 수많은 도시와 수많은 나라를 거쳐왔지만
이렇게 가난하고 슬픈 풍경은 한 번도 본 적이 없었거든.
사람들 얼굴에 희망이라곤 전혀 보이지 않았어.
나는 왜 생겨났을까? 그냥 이대로 사라지고 싶어.
사람들 표정이 이렇게 말하고 있는 것만 같아.

날이 저물고 밤하늘에 별이 빛났지만 길은 여전히 꼼짝도 하지 않았어.
더 멀리, 더 넓게 뻗어나가려던 생각도
세상의 모든 길을 지배하려던 꿈도 점점 희미해졌지.

이 마을에도 행운이 깃들 수 있을까?
이 마을에도 희망이 찾아올 수 있을까?
이 가난한 사람들에게도 기적이 내려올 수 있을까?

하지만 이 어두운 빈민촌 어디에도
행운과 희망과 기적이 들어올 만한 길이 보이지 않았어.

길은 하늘에 빛나는 수많은 별을 보며 생각했단다.
내가 그 길이 되어줄 순 없을까?
행운과 희망과 기적을 실어나르는 축복의 길이 될 순 없을까?

'안 될 건 없지!'

마침내 길은 새로운 행진을 시작했단다.
그런데 이제 방향이 좀 달라졌어.
이제껏 땅 위로만 달리던 길이
벌떡 일어나 밤하늘을 향해 끝없이 뻗어나가기 시작한 거야.
길은 다시 수천, 수만 갈래로 갈라져
셀 수 없이 많은 별을 향해 쭉쭉 나아갔단다.

그날 밤 가난한 마을 위로 유난히 밝은 별빛들이 쏟아져내렸어.
엄마 품에 안겨 칭얼대던 아기의 얼굴에도
늦도록 울다 잠든 아낙네의 얼굴에도 뒤늦은 축복이 미안한 듯
환한 빛이 내려앉았단다.

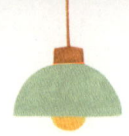

땡큐 레이디의 멋진 하루

우리 마을에 땡큐 레이디라고, 아주 예쁜 할머니가 살고 있어.
툭하면 '땡큐, 땡큐' 하는 바람에 땡큐 레이디가 된 거야.
처음 땡큐 레이디를 만난 건 도서관에서였어.
땡큐 레이디는 늘 서가에 꽂힌 책들을 손으로 휘휘 쓸면서 거닐고 있었지.
그러다가 어떤 책이 눈에 확 들어오면
곧장 펼쳐 들고는 재빨리 페이지를 넘기는 거야.

그렇지, 땡큐!

땡큐 레이디는 책에서 찾아낸 한 문장을 수첩에 옮겨 적었어.
그러고는 책을 탁 덮어 다시 꽂아 넣고
나비처럼 하늘하늘 도서관을 빠져나갔단다.

땡큐 레이디는 뒤로 질끈 묶은 말총머리에
늘 작고 앙증맞은 배낭을 메고 다녔어.
길을 걷다가 갑자기 배낭에서 낡은 폴라로이드 사진기를 꺼내 들고는
찰칵!
땡큐!
이러는 거야.

나도 산책을 꽤 좋아하는 편이라
언제 어디서나 땡큐 레이디와 마주치곤 했단다.
한 번은 어느 카페에서 음악에 심취해 있는 모습을 본 적이 있어.
곡목은 모르겠지만 첼로 선율이 참 감미로웠지.
곡이 끝나자 땡큐 레이디는 속삭이듯 땡큐, 하며 커피를 마셨단다.
하얀 말총머리에 커피잔을 살짝 기울이는 그 모습이
하도 예뻐서 용기 내어 다가갔어.
할머니, 사진 한 장만 찍고 싶은데 괜찮으시겠어요?
나한테도 보내줄 거죠?

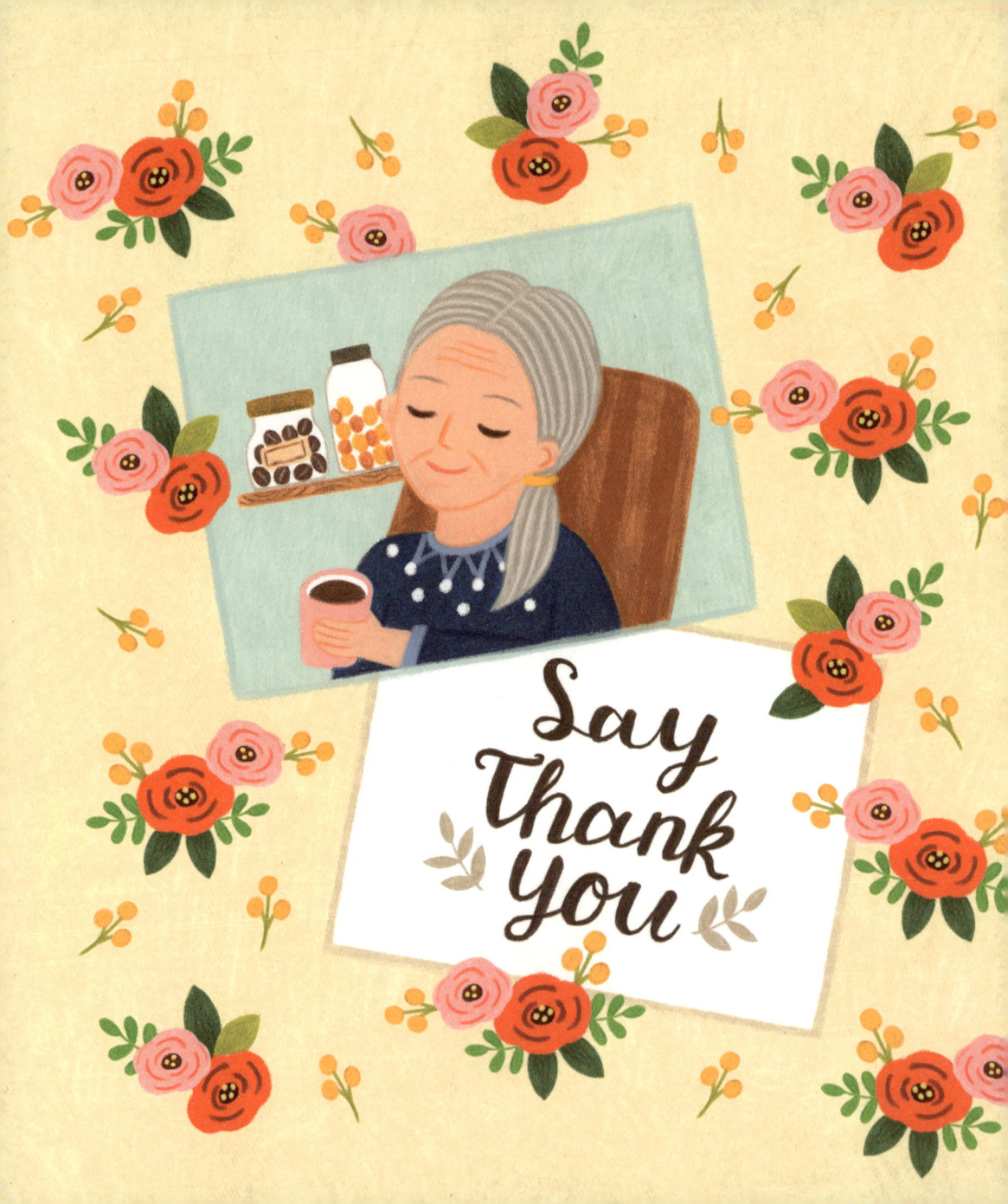

그렇게 말도 트고 전화번호도 나누게 된 거야.

할머니, 늘 궁금했어요.
딱 한 문장 적고 땡큐, 사진 한 컷 찍고 땡큐,
음악 한 곡 듣고 땡큐, 하시잖아요.
이유가 궁금해요.
하루를 다 가질 순 없으니까요.
그래서 딱 하나만 챙기시는 거예요?
그래요. 하루에 딱 하나씩, 그건 어렵지 않잖아요?
그러면서 땡큐 레이디는 이런 이야기를 들려줬단다.

옛날, 아주 오랜 옛날
신들의 세상에서 회의가 열렸답니다.
인간들을 돕긴 도와야 할 텐데
어떻게 도우면 좋을지를 결정하는 회의였죠.
그때 어떤 신이 중요한 발언을 했답니다.

여러분, 인간들에게 기적의 씨앗을 선물하면 어떨까요?
기적의 씨앗? 그게 좋겠군요.
그런데 그걸 인간들에게 어떻게 나눠주면 좋을까요?

기적의 씨앗은 아주 귀하니까 깨지지 않게 잘 포장해야겠죠.

갑자기 궁금해졌어.
그런데 할머니, 그 기적의 씨앗이란 게 뭐죠?
행운이 싹트는 씨앗이죠.
어디 행운뿐이겠어요? 기적의 씨앗을 제대로 심으면
나중에 사랑, 희망, 기쁨 같은 열매들이 주렁주렁 열린다고 해요.
그래서 신들은 기적의 씨앗을 어떻게 포장했답니까?

신들의 회의에서 정말 기발한 아이디어가 나왔대요.
인간의 하루 속에 씨앗을 쏙 집어넣은 거죠.
과자 봉지 속에 행운의 스티커처럼?
맞아요. 누구나 하루하루를 살아가잖아요.
그런데 그 하루 속에 기적의 씨앗이 들어있는 거예요.
하지만 씨앗을 어떻게 찾죠? 안 보이잖아요.
나도 그게 참 궁금했어요.

땡큐 레이디는 웃으며 커피를 한 모금 마셨단다.
그러고는 세상에서 가장 맛있는 커피를 마신 것처럼 땡큐, 하더니
또 이야기를 이어갔어.

어쩌면 방금 마신 커피 향기에 들어있을지도 모르죠.
어쩌면 아까 들었던 한 곡의 음악 속에 들어있을 수도 있고요.
걷고 숨 쉬며 살아가는 순간순간
그 어딘가에 기적의 씨앗이 들어있을 거예요.
그래서 매 순간이 고마운 거죠.
그래서 자꾸 땡큐, 땡큐 하시는 거군요.
온종일 땡큐 소리만 하며 살 순 없잖아요.
그러니까 의미 있는 순간
더없이 행복한 순간을 만날 때마다 땡큐, 하는 버릇이 생긴 거예요.

우리는 카페를 나와 공원을 나란히 산책했단다.
땡큐 레이디의 맑은 목소리가 음악처럼 들려왔어.

하루가 밭이라면
우리는 해가 뜨고 해가 질 때까지
그 밭을 토닥토닥 거닐며
기적의 씨앗을 심는 사람들이겠죠.

오늘 하루, 나는
마음에 와닿는 한 줄의 문장을 적고

시선을 사로잡는 한 컷의 풍경을 찍고
가슴을 울리는 한 곡의 음악을 들었답니다.

오늘 하루, 나는
한 끼의 소박한 밥상으로 만찬을 누리고
아기의 첫걸음마처럼 설레는 걸음으로 산책을 즐기고
한 편의 시를 읽는 마음으로 대화를 나눴지요.
땡큐, 그것으로 충분해요.

땡큐 레이디와 헤어져 혼자 돌아오는데
문득 이런 생각이 드는 거야.

어쩌면 오늘, 나도 모르게
기적의 씨앗을 심은 게 아닐까?

땡큐!

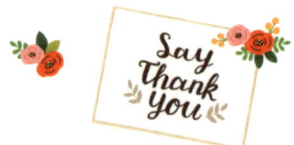

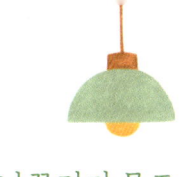

장난꾸러기 뮤즈

✦✦

어떤 작곡가가 뮤즈를 찾아갔어.
뮤즈는 예술가들에게 영감을 내려준다는 여신이잖아.
그런데 작곡가는 뭔가 억울하다는 표정이야.

뮤즈 님, 정말 너무하십니다.
뭐가 너무한가요?
사람을 왜 차별하세요?
내가 사람을 차별하다니, 왜 그렇게 생각하죠?

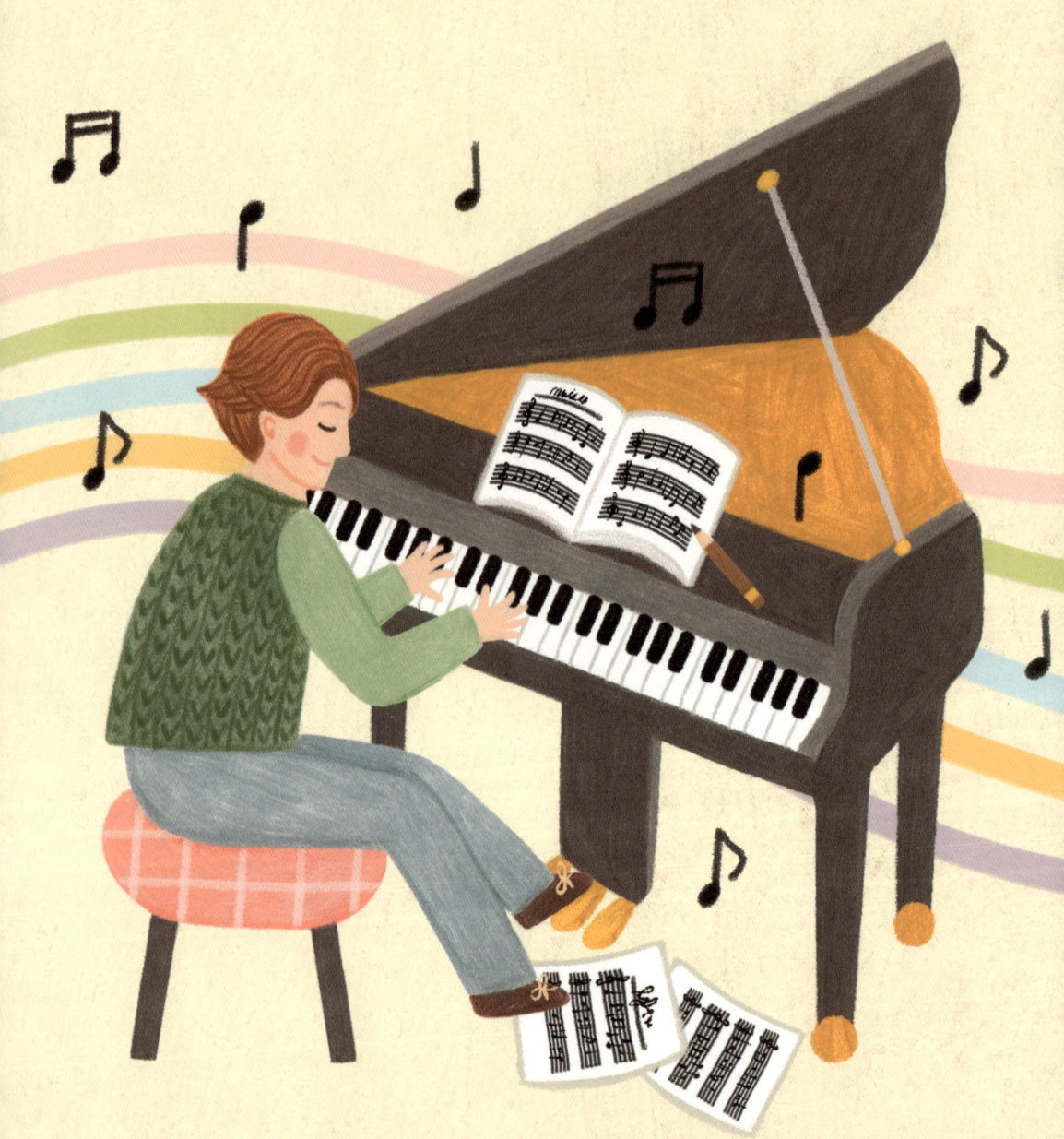

어째서 제 친구에게만 영감을 내려주십니까?
그러면서 작곡가는 하소연을 늘어놓기 시작했단다.

뮤즈 님이 주시는 영감을 받기 위해
저는 날마다 피아노 앞에 앉아있었습니다.
식사도 피아노 앞에서 하고
심지어는 잠도 피아노 건반에 엎드려 잡니다.
그렇게 한 달, 두 달을 기다려도 영감을 안 주셨잖아요.

그런데 제 친구는 어떤 줄 아세요?
피아노 앞에 앉아있는 꼴을 본 적이 없어요.
허구한 날 들판을 거닐고 친구들을 만나 노닥거리고
심지어 술집에서 떠들썩하게 파티까지 합니다.
그런데도 아주 멋진 곡을 연달아 발표하잖아요.
도대체 왜 이렇게 차별하시죠?
제가 무슨 잘못을 했기에 이러십니까?

그러자 뮤즈는 혀를 끌끌 차면서 말했단다.
내가 언제 기다리라고 한 적이 있나요?
예? 그게 무슨…….

당신들이 기다리든 안 기다리든, 그건 내 알 바가 아니죠.
나는 그저 내 마음이 내키는 곳에 영감을 내려줄 뿐이랍니다.
그럼 뮤즈 님은 왜 저를 안 내켜 하시죠?
작곡가는 거의 울 것 같은 표정으로 물었어.
뮤즈는 답답한 듯 고개를 절레절레 흔들며 말했단다.

생각해보세요.
당신이라면 푸른 초원에서 친구들과 흥겹게 노는 사람과
늘 잠옷 바람에 헝클어진 머리로 피아노 앞에만 앉아있는 사람 중에서
누굴 더 만나고 싶겠어요?

하지만 저는 진심으로, 정말 간절하게 기다렸단 말이에요.
제 친구가 온종일 즐기는 시간에도 저는 초조한 마음으로 기다렸어요.
왜 초조해하죠?
아무리 기다려도 영감이 안 떠오르니까 당연히 초조하죠.
아, 모르셨군요. 저는 초조해하는 사람에겐
절대로 영감을 내려주지 않아요.
그건 왜죠?
초조하다는 건 믿지 않는다는 뜻이니까요.
하지만 당신 친구는 달랐어요.

그 사람은 언제든 영감이 떠오를 거라는 걸 확실히 믿었죠.
그러니까 늘 즐거웠던 거예요.
잘 모르시나 본데, 난 언제나 즐거운 사람을 만나고 싶어 한답니다.

작곡가는 할 말을 잃고 말았어.
솔직히 뮤즈의 말이 옳았거든.
그럼 저는 아무리 기다려도 영감을 받을 수 없겠군요.
작곡가는 시무룩한 표정으로 돌아갔단다.

힘은 쏙 빠지고, 기분이 영 엉망이야.
피아노는 쳐다보기도 싫었지.
작곡가는 한동안 뜸했던 단골식당에 들어가 배불리 먹었어.
식당을 나와서는 배도 꺼뜨릴 겸 강변을 한참 걷다가
곧장 집으로 돌아와 침대에 대자로 누워버렸단다.
그러고는 참 오랜만에 꿀잠을 자기 시작했지.

꿈속에서 작곡가는 어린 시절로 돌아갔어.
앳된 소년이 피아노 앞에서 아빠의 얘기를 듣고 있었지.
아빠는 아들의 등을 톡톡 두드리며 이렇게 말했단다.

괜찮아. 조급해할 필요는 없어.
언젠가는 네가 아빠보다 훨씬 연주를 잘하게 될 거야.
넌 그냥 그 순간을 기다리며 즐겁게 피아노를 치면 돼.

선물을 받으려고 줄 서있는 사람들을 생각해보렴.
다들 자기 차례를 기다리고 있지만
기다리는 모양새는 제각각이지.
기다리면서 앞줄만 바라보는 사람이 있고
기다리면서 하늘도 보고 나무도 보며 흥얼거리는 사람이 있어.

똑같이 밭을 일구고 씨를 심지만
싹이 틀 때까지 뚫어지게 바라보는 사람이 있고
들판을 거닐다가 '어, 싹이 텄네?' 하고 반기는 사람이 있어.

기다리지 않아도 싹이 트고
기다리지 않아도 나무는 자란단다.

꽃이 피기까지
그 시간을 참고 기다리는 사람이 있고
그 시간을 즐기고 누리는 사람이 있어.

네 마음에 소망을 심었으면 이제 기다리지 말고 즐겨보렴.
소망이 이루어질 때까지 너의 시간을 온통 즐거운 기다림으로 만드는 거야.
앳된 소년은 아빠의 이야기를 듣는 둥 마는 둥
앙증맞은 손가락으로 건반만 눌렀어.
무슨 곡을 연주하는 걸까?

작곡가는 꿈에서 깨자마자 피아노 앞으로 달려갔단다.
그러고는 꿈속에서 들었던 선율
어린 자신이 눌렀던 음을 그대로 연주하기 시작했지.

갑자기 수많은 선율이 샘물처럼 솟아나는 것 같았어.
작곡가는 정신없이 피아노를 연주하고 악보에 음표를 옮겨 적었단다.

작곡가는 단숨에 곡을 완성하고는
하늘을 쳐다보며 이렇게 중얼거렸어.

뮤즈 님도 참, 장난꾸러기시네요.

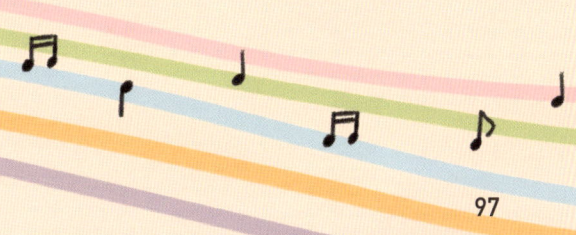

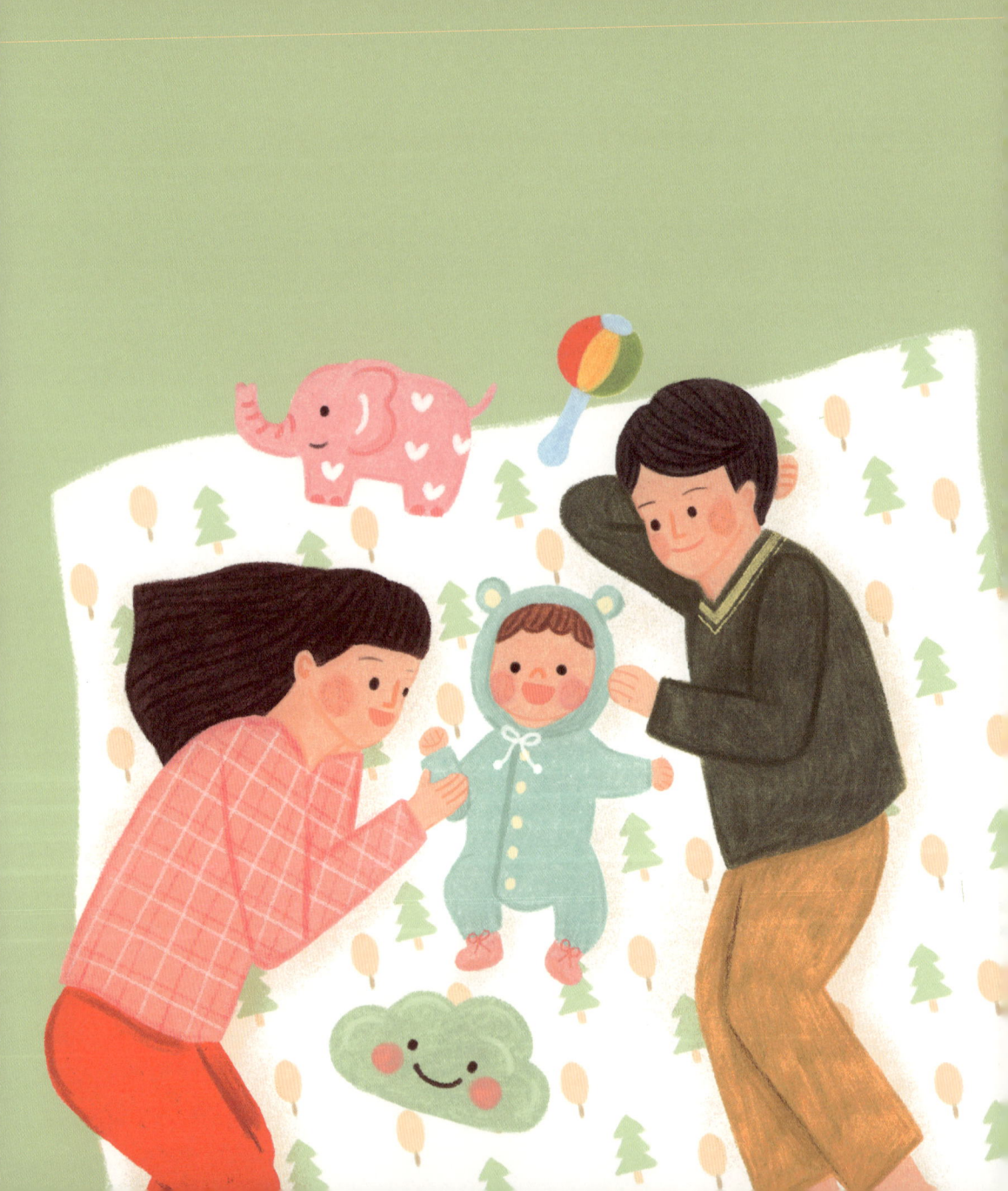

CHAPTER 2
믿는 대로
다 이룰 거야

마음의 힘을 키우는 이야기

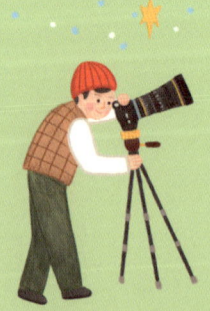

네가 살아갈 모든 순간,
모든 나날을 함께할 순 없으니
지금 아빠가 들려주는 신나고
재미있고 행복한 이야기들을
기억의 창고 안에
꼭꼭 쌓아두렴.

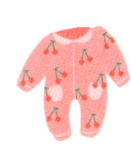

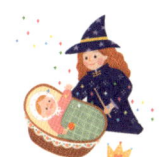

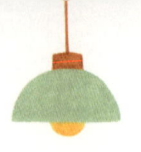

작은 순례자

어느 날, 나이 많은 순례자와 작은 소년이 우물가에서 만났어.

할아버지, 어디 가세요?
구원을 얻고 싶어 순례길에 올랐지.
혼자 외롭고 힘들지 않으세요?
순례란 원래 혼자 하는 거란다.
왜요?
혼자 조용히 명상하며 걸어야 신을 만날 수 있지 않겠니?

순례자는 길을 떠나고, 우물가엔 소년만 남았어.
나도 구원받을 수 있을까?
며칠 뒤 소년은 작은 배낭을 메고 길을 나섰단다.

꼬박 하루를 걸었더니 여간 힘든 게 아니야.
벌써 물집이 잡히고 종아리에 알이 배잖아.
소년은 땅에 떨어진 열매로 허기를 달래고 바위틈에서 잠을 잤어.

이튿날 소년은 젊은 순례자를 만났단다.
꼬마야, 혼자 어딜 가니?
전 꼬마가 아니에요. 순례자예요.
장난치지 말고 얼른 집으로 돌아가렴. 부모님 걱정하시겠다.

저는 집이 없어요.
가족도, 친구도, 보살펴줄 사람도 없어요.
그래서 순례를 떠난 거예요.
순례자가 되면 구원을 받을 수 있대요.

젊은 순례자의 얼굴에서 웃음기가 가셨어.
얘, 혼자서는 위험해. 나랑 같이 갈래?

아니요, 순례는 원래 혼자 하는 거래요.
젊은 순례자는 소년의 작은 배낭에 빵과 음료수를 넣어줬어.
작은 순례자야, 너를 위해 기도해줄게.
청년과 손짓을 나누고 작은 순례자는 다시 길을 떠났단다.

나흘째 밤, 소년은 버려진 움막에서 새우잠을 잤어.
아침에 눈을 떠보니 옆에서 커다란 떠돌이 개가 자고 있네?
소년은 빵과 음료수를 떠돌이 개와 나눠 먹었단다.

다시 길을 떠나려는데 떠돌이 개가 자꾸 따라오잖아.
따라오지 마. 순례는 원래 혼자 하는 거야.
소년은 떠돌이 개를 멀리 따돌리고 혼자 길을 떠났단다.

가파른 비탈길에서 소년은 집시 노파를 만났어.
망토를 걸친 채 지팡이를 짚고 비탈길을 힘겹게 오르고 있었지.
할머니, 어디 가세요?
그냥 길이 있으니까 걷는 거란다.
왜요? 이렇게 힘든 길을 왜 걸으세요?
그럼 넌 이렇게 힘든 삶을 왜 살고 있니?
참 이상한 할머니도 다 있네.

소년은 다시 혼자 길을 떠났어.
비탈길을 다 오른 뒤에야 소년은 걸음을 멈췄단다.
그러고는 무슨 생각이 들었는지 왔던 길을 다시 내려갔어.

할머니, 제 손 잡으세요.
소년은 집시 노파의 손을 잡고 비탈길을 함께 올랐단다.
그런데 갑자기 날씨가 확 바뀌기 시작했어.
사방이 캄캄해지는가 싶더니 눈발이 막 휘날리잖아.

소년은 집시 노파의 손을 꼭 잡은 채 눈보라를 헤치며 걸었어.
저기 헛간이 보이는구나.
두 사람은 푹 쌓인 눈밭을 지나 간신히 헛간에 도착했지.
헛간으로 들어섰더니 누가 벌써 와있었단다.

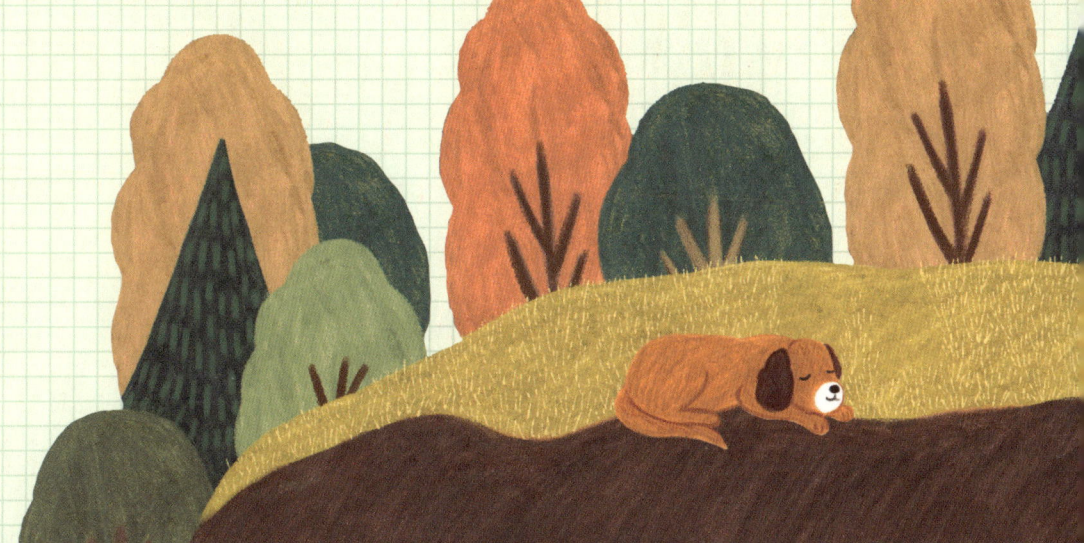

우물가에서 만났던 늙은 순례자가 앓는 소리를 내며 누워있었어.
할아버지, 다치셨어요?
눈길에 미끄러져 다리를 다쳤지 뭐냐.
늙은 순례자의 왼쪽 다리에서 피가 흐르고 있었단다.

가서 이렇게 생긴 풀을 캐오너라.
소년은 집시 노파가 땅바닥에 그려준 그림을 머릿속에 담았어.
사나운 눈보라를 헤치며 약초를 찾아다니는데, 손이 얼어붙는 것 같았지.
그때 멀리서 개 짖는 소리가 들려왔단다.
눈보라를 뚫고 가보니
엊그제 만났던 젊은 순례자가 눈 위에 쓰러져 있잖아.
떠돌이 개가 곁에서 컹컹 짖고 있었던 거야.

소년은 밤이 깊어서야 헛간으로 돌아왔어.
젊은 순례자를 업다시피 해서 데려온 거야.
물론 떠돌이 개도 졸졸 따라왔지.
소년은 품속에서 약초를 꺼냈어. 이거 맞죠?

집시 노파는 약초를 곱게 갈아
늙은 순례자의 다리에 발라줬단다.

소년은 젊은 순례자를 한쪽에 누이고는
지푸라기를 잔뜩 모아 덮어줬지.
떠돌이 개는 온기를 나눠주려는 듯
젊은 순례자의 품에 폭 안겼어.

다들 왜 이런 고생을 사서 할까?
소년은 비좁은 움막 안에서 잠을 설쳐야 했어.
퀴퀴한 냄새와 코 고는 소리도 견디기 힘들었지.
그날 밤, 소년은 두 순례자와 집시 노파,
그리고 떠돌이 개 사이에 끼어 간신히 잠들었단다.

이튿날 아침 눈을 떴을 때
집시 노파와 떠돌이 개가 보이지 않았어.
노파가 걸치고 있던 망토와 지팡이만 바닥에 놓여있었지.
헛간 밖으로 나가봤지만 하얀 눈길 위엔 발자국조차 없었단다.
참 이상한 할머니도 다 있네.

소년은 헛간에 누워있는 두 순례자를 가만히 내려다봤어.
순례를 계속해야 하는데 어쩌나.
소년은 다시 밖으로 나가 나뭇가지와 장작을 줍기 시작했단다.

쌓인 눈을 파헤쳐가며 먹을 만한 열매도 찾아냈지.
이튿날 아침, 젊은 순례자가 먼저 기운을 되찾았고
오후가 되어서야 나이 든 순례자도 걸을 수 있게 됐어.
어르신, 함께 걸으시죠.
젊은 순례자가 말했단다.
작은 순례자야, 너도 같이 갈 거지?

소년은 약간 망설였어.
순례는 혼자 하는 건데, 그래야 구원받을 수 있다고 했는데.
소년은 노파가 남긴 망토를 걸치고
늙은 순례자에게 지팡이를 쥐여주었어.
두 순례자 모두 아직은 보살핌이 필요하잖아.
소년은 그들이 먼 길을 거뜬히 걸을 수 있을 때까지만 동행하기로 한 거야.

잠시 후, 세 사람은 움막에서 나와 걷기 시작했어.
저 멀리 노을이 지고 세 명의 순례자 뒤로 길게 그림자가 생겼지.
살아온 시간도 다르고 살아갈 날들도 달랐지만
땅 위로 길게 뻗은 그림자는 한 식구처럼 닮아있었단다.

한참 떨어진 곳에서는 집시 노파와 떠돌이 개가 나란히 걷고 있었어.

노을에 비친 세 명의 실루엣을 바라보며 노파가 중얼거렸지.
요즘은 너도나도 순례자가 되고 싶어 하는구나.
그러게요. 걸을 줄만 알면 죄다 순례를 떠나려고 하네요.
떠돌이 개도 한마디 거들었어.
그나저나 저 작은 순례자 말이에요. 정말 구원받을 수 있을까요?
집시 노파는 미소 띤 얼굴로 말했단다.

쟤는 구원받을 아이가 아니야. 남들을 구원할 아이지.

갑자기 바람이 획 불어왔어.
집시 노파와 떠돌이 개가 서있던 자리엔
풀잎만 휘날릴 뿐, 아무도 보이지 않았단다.

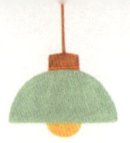

앙코르 스낵 미스 봉

어느 마을에 오래된 전통시장이 하나 있었어.
그런데 장사는 잘 안되는 편이야.
다른 시장들처럼 있을 건 다 있는데 왜 그런지 몰라.
시장 상인들은 날마다 한숨을 푹푹 내쉬었단다.

시장 입구에 자리 잡은 앙코르 스낵도 마찬가지야.
미스 봉이라는 여주인이 하는 가겐데
하루에 손님이 열 명도 채 안 돼.

그러니 미스 봉 표정이 어떻겠어?
늘 시무룩하고 화가 난 표정이지 뭐.
나이는 아직 젊은데 옷차림은 대충대충
성격도 무뚝뚝하기 짝이 없단 말이야.

하루는 웬 노인이 강아지 한 마리를 데려왔어.
부탁인데, 잠깐 화장실 다녀올 동안 이 녀석 좀 봐주시겠소?
그러고는 대답도 듣지 않고 그냥 휙 가버리는 거야.
그런데 아무리 기다려도 와야 말이지.
미스 봉은 또 짜증이 났어.
쳇, 여기가 무슨 유기견 보호소인 줄 아나?

그때 교복 입은 여학생 셋이 호들갑을 떨며 달려왔어.
어머, 귀여워! 너무너무 귀여워! 안아봐도 되죠?
강아지를 쓰다듬고 안고 뽀뽀하고…….
그러더니 가게 안으로 들어와 음식까지 주문하는 거야.
아줌마, 아니 언니! 여기 떡볶이, 순대, 어묵, 라면, 김밥이요.
여학생 셋이서 하루 치 매상을 다 올려줄 셈인가 봐.

손님은 손님을 부른다고 했던가?

가게 안에서 들리는 까르르 웃음소리에
손님들이 둘씩, 셋씩 늘어나는 거야.
다들 약속이나 한 듯이 강아지를 안고 쓰다듬고 야단법석이야.

아무튼, 그날 하루 앙코르 스낵 매상이 꽤 올랐어.
그나저나 강아지 주인은 도대체 어떻게 된 거야?
미스 봉은 강아지를 한참 보다가 가게 안으로 데려왔단다.
사료를 먹여야 할 텐데……. 너 순대 좋아하니?
강아지가 말귀를 알아들었는지 꼬리를 막 흔들어.

이튿날 손님이 약간 더 늘었어.
아무래도 강아지가 복덩이인 것 같아.
아닌 게 아니라 강아지가 재롱부릴 때마다
미스 봉 얼굴에도 살짝살짝 미소가 생긴단 말이야.
옆집 과일가게 아저씨가 한마디 했어.
미스 봉도 웃을 줄 아네?

그날 저녁, 미스 봉은 강아지를 씻겼어.
아끼던 샴푸로 거품까지 내가면서 말이야.
강아지가 몸을 탈탈 터는 바람에 거품이 얼굴에 막 튀잖아.

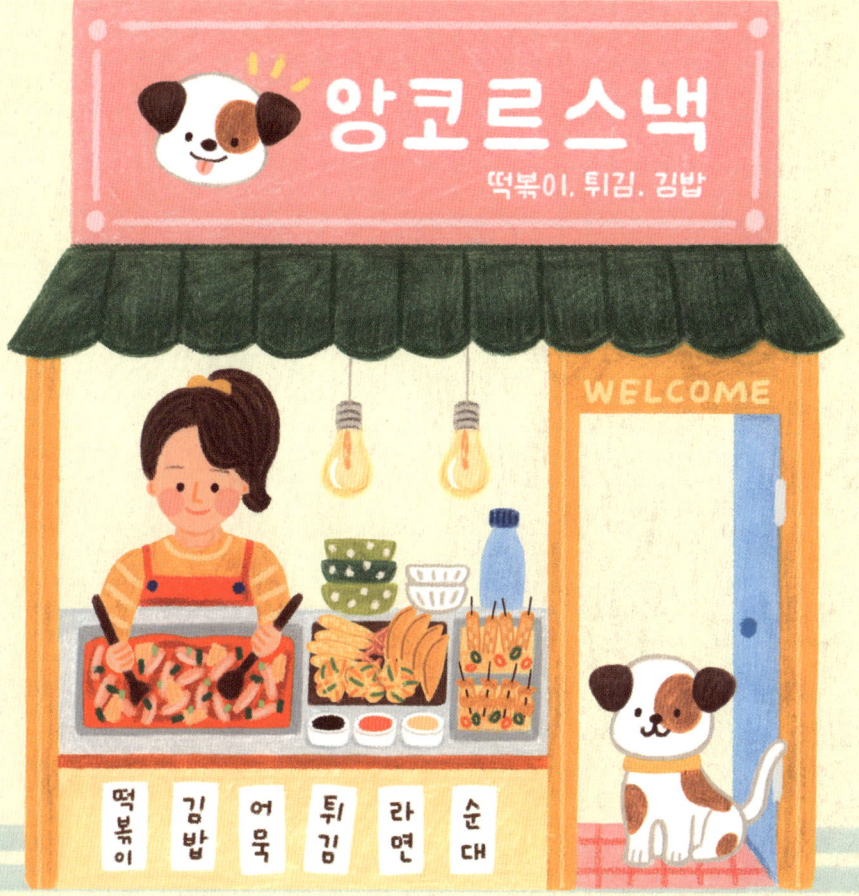

야야, 그만, 그만!
그러다가 문득 거울에 비친 자기 얼굴을 본 거야.
미스 봉은 거품 묻은 손등으로 머리카락을 쓱 넘겨봤어.
살면서 예쁘다는 소릴 들어본 적이 있나 싶었는데
솔직히 거울 속 얼굴이 아주 못 봐줄 정도는 아니었거든.

한 일주일 지나면서부터 시장을 찾는 손님들이 몰라보게 늘었어.
강아지는 이제 앙코르 스낵의 마스코트가 된 것 같아.
멀리서 강아지를 보려고 오는 손님까지 생겼거든.
그런데 왠지 남자 손님이 더 많아진 것 같아.
요즘은 남자들이 강아지를 더 좋아하는구나.
미스 봉은 그렇게 생각했지만
사실 강아지를 쓰다듬으면서
힐끗힐끗 미스 봉을 쳐다보는 손님도 더러 있었지.

하루는 꽤 세련된 남자가 카메라를 들고 왔어.
처음엔 손님인 줄 알았는데 알고 보니 유튜버라는 거야.
장터 맛집을 소개하는 채널이라기에 솔직히 내키진 않았어.
떡볶이나 순대가 다 거기서 거긴데 맛집은 무슨 맛집?
그런데 아니래.

직접 먹어보니 확실히 다르다는 거야.
떡볶이만 해도 그래요.
대놓고 단짠단짠하진 않으면서도 속까지 간이 잘 스며들어 있어요.
이런 맛 참 오랜만이네요.
다음 날 앙코르 스낵이 몰라보게 화사해졌어.
크게 달라진 건 없고 미스 봉 헤어스타일이 좀 바뀐 정도야.
화장도 좀 했지.
강아지가 좀 튀긴 해.
시장에 뒹구는 개라고 하기엔 너무 뽀얗고 귀태가 잘잘 흐른단 말이야.
손님이 올 때마다 강아지는 꼬리를 막 흔들고
미스 봉은 활짝 웃으며 통통 튀는 하이톤으로 '어서 오세요~'하고 반겼지.

시장 풍경도 사뭇 달라졌어.
장날도 아닌데 꼭 장날 같단 말이야.
알고 보니 유튜브에 소개된 앙코르 스낵 편 조회 수가 엄청났던 모양이야.
미스 봉은 영상을 보고 깜짝 놀랐어.
당연하지, 자기 얼굴을 영상으로 본 게 처음이니까.
영상에서는 강아지를 '또또'라고 소개하고 있었어.
앙코르에서 따온 이름인 것 같아.
그런데 맛집 소개라고 하더니 음식보다는

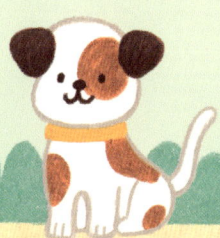

미스 봉 얼굴이 더 많이 나오잖아.
자막은 더 가관이야.
무심한 듯 시크한 여주인과 세상 귀여운 또또의 케미!
앙코르 스낵의 또 다른 매력!
미스 봉의 얼굴이 발갛게 달아올랐단다.

시장에서 좀 떨어진 마을 광장에
'사지 말고 입양하세요'라는 현수막이 걸려있었어.
한 노인이 유기견들을 찬찬히 둘러보고 있었지.
화장실 다녀올 동안 잠시 강아지를 봐달라고 했던 그 노인이야.
노인은 왈왈 짖어대는 유기견들을 둘러보며 중얼거렸단다.

가만 보자, 이번엔 누구 차례더라?

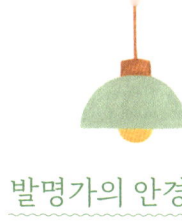

발명가의 안경

✦✦

어느 마을에 뺑상이라는 발명가가 살았는데
상상력이 얼마나 뛰어난지 몰라.
발명품들을 발표할 때마다 세상을 깜짝 놀라게 했지.

북 나침반만 해도 그래.
겉보기엔 그냥 평범한 나침반인데
사실은 '나에게 꼭 필요한 책'을 가리키는 신기한 나침반이야.
도서관에서 무슨 책부터 읽어야 할지, 이젠 막막해하지 않아도 돼.

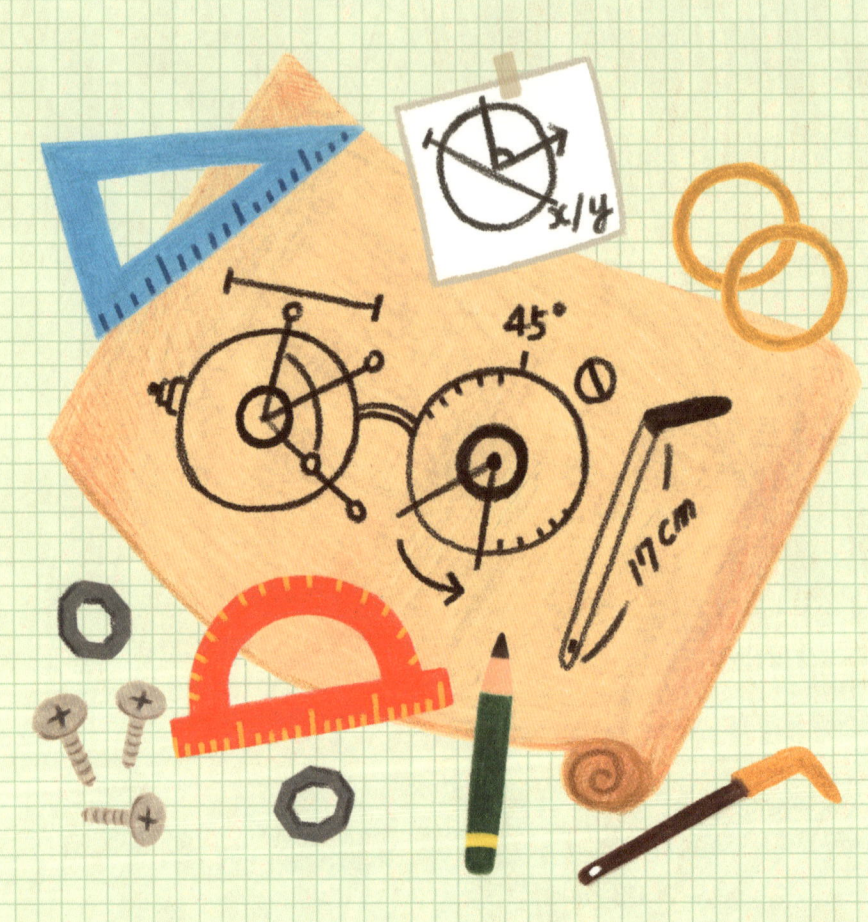

북 나침반이 꼭 읽어야 할 책을 알려주거든.
"북 나침반이 알려준 책을 읽고 인생이 확 바뀌었어요!"
사람들 반응이 아주 폭발적이야.

벵상은 계속해서 나침반 시리즈를 발표했단다.
지금 들으면 딱 좋은 음악을 가리키는 뮤직 나침반
자기 몸에 딱 맞는 음식을 가리키는 푸드 나침반
마음이 통하는 사람을 가리키는 프렌드 나침반…….

벵상이 '세상에서 가장 위대한 발명가'는 아닐지 몰라도
'세상에서 가장 인기 있는 발명가'인 건 분명해.
그런데 그런 벵상을 볼 때마다 마음 아파하는 사람이 있었어.
바로 얀이라는 발명가야.
왜냐하면, 벵상이 발명했다는 그 작품들이
사실은 모두 얀의 머리에서 나온 것들이거든.
그동안 얀이 아이디어를 낼 때마다 벵상이 잽싸게 가로채왔던 거야.

벵상은 발명가라기보다 신출귀몰한 도둑에 가까워.
그래서 얀의 설계도며 컴퓨터 파일 따위를 감쪽같이 훔칠 수 있었지.
반대로 얀은 세상 물정 모르는 순진한 발명가였어.

오로지 발명밖에 몰랐거든.
그러니까 늘 벵상에게 당할 수밖에.
마침내 얀은 우울증에 걸리고 말았단다.
발명이고 뭐고 다 때려치우고 싶어진 거야.
얀이 발명을 그만두다 보니 벵상도 내놓을 작품이 없겠지?
뭔가 훔칠 게 있어야 훔칠 거 아니야.

그런데 사실 얀이 아무것도 하지 않은 건 아니야.
아무도 모르게 뭔가 기발한 발명품을 만들고 있었지.
이번엔 절대로 도둑맞지 않으려고 아예 머릿속에만 설계도를 넣어둔 거야.
그리고 마침내 머릿속 설계도가 완성되자
얀은 재빨리 시제품을 만들기 시작했어.

얀은 며칠 동안 연구실에서 밤을 새워가며 발명품을 만들었단다.
도대체 어떤 물건일까?
얀이 완성한 발명품은 평범한 안경이었어.
누가 봐도 전혀 특별해 보이지 않는 안경이었지.

휴, 드디어 완성이다.
얀은 공들여 만든 안경을 작업대 위에 살짝 올려두고

잠시 눈을 붙였어.
일주일 넘게 잠을 못 잤거든.

다시 눈을 떴을 때 얀은 깜짝 놀라고 말았어.
간신히 만들어놓은 안경이 감쪽같이 사라졌거든.
물론 벵상의 소행이었지.
왜, 왜 자꾸 훔쳐 가는 거야!
얀은 머리를 쥐어뜯으며 괴로워했단다.

이 안경은 뭐지? 무슨 특별한 기능이라도 있는 걸까?
벵상은 훔쳐 온 안경을 껴봤어.
뭐지? 아무렇지도 않잖아?
벵상은 안경을 낀 채 거리로 나가봤단다.
그 순간 비명을 지를 뻔했지 뭐야.
사람들이 상처투성이였거든.
하나같이 가슴에 시퍼렇게 멍이 들어있는 거야.

안경을 벗고 보면 아무렇지도 않아.
그런데 안경을 쓰기만 하면 사람들의 상처가 선명하게 보인단 말이야.
그제야 벵상은 알았어.

아, 이건 마음의 상처를 볼 수 있는 안경이구나.
벵상은 온종일 안경을 끼고 돌아다녀 봤단다.

세상에 마음 아픈 사람이 이렇게 많았었나?
겉으론 웃고 있지만, 안경을 쓰고 보면 다 보여.
가슴에 긁힌 상처, 얻어맞은 상처, 짓눌린 상처…….
하지만 아무도 모르는 것 같았어.
다른 사람의 상처는 물론 자기 상처도 안 보이니까 말이야.

카페에서 말다툼하는 연인을 보기도 했어.
남자가 여자에게, 여자가 남자에게 심한 말을 할 때마다
서로의 가슴에 생채기가 나고 있었단다.
휴대전화로 뭔가를 검색하던 젊은이도 가슴에 멍이 들고 있었어.
댓글을 확인하다가 상처를 받은 모양이야.
사람들은 저렇게 쉽게 상처를 주고, 상처를 받는구나.
안경을 통해 바라본 세상은 마치 전쟁터 같았어.

벵상은 점점 안경이 불편해졌단다.
이 발명품이 과연 인기를 끌 수 있을까?
벵상은 무거운 마음으로 집에 돌아왔어.

여보, 웬 안경이에요?
아내와 아이들이 문을 열어주는 순간
벵상은 으악, 비명을 지르고 말았단다.
아내의 가슴에도, 아이들의 가슴에도 크고 작게 멍이 들어있잖아.
심지어 거울에 비친 자기 가슴에도 상처가 퉁퉁 부어있었어.
그동안 숨기고 외면해오던 양심이
가슴 속에서 종기처럼 부어오르고 있었던 거야.

벵상은 곧장 얀의 연구소로 달려갔어.
얀은 연구실 간이침대에 드러누워 있었지.
안경을 끼고 보는 순간 벵상은 또 비명을 질렀단다.
얀의 가슴에서 피가 줄줄 흘러내리고 있었거든.
세상에, 나 때문에 저렇게 심한 상처가 생겼구나.
벵상은 바닥에 무릎을 꿇고 엉엉 울었단다.
얀은 벵상을 용서하기로 했어.
왜냐하면, 상처를 치유할 수 있는 가장 좋은 방법이 용서라는 걸 알았거든.

그날 이후 벵상은 얀의 조수가 되기로 마음먹었어.
평생 얀을 도우며 살기로 한 거야.
얀의 가슴에, 그리고 자기 가슴에 상처가 아물 때까지 말이야.

얀은 마음의 상처를 볼 수 있는 안경을 출시하기로 했단다.
사람들에게 마음이 얼마나 쉽게 다치는지를 알려줘야 했거든.
또 누군가의 마음을 아프게 하면 자기도 아프다는 사실을
꼭 알려주고 싶었던 거야.
마음의 상처를 볼 수 있는 안경이 세상에 나온다면
사람들은 어떻게 변할까?
무심코 내뱉은 말, 생각 없이 올린 댓글, 배려 없는 행동들이
상대방에게, 그리고 나에게 어떤 상처를 주는지
두 눈으로 볼 수 있게 된다면
사람들은 어떻게 변할까?

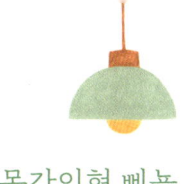

목각인형 삐뇰

마리오네트라는 인형이 있어.
실을 당길 때마다 깡충깡충 움직이는 목각인형이야.
옛날엔 인형술사가 목각인형들을 요리조리 조종하면서
인형극을 선보이곤 했단다.
아이들도 어른들도 얼마나 좋아했는지 몰라.

많은 인형술사가 있었지만 뭐니 뭐니 해도 루이 영감 인기가 최고였어.
인형들 연기도 훌륭하고 이야기도 재미있었거든.

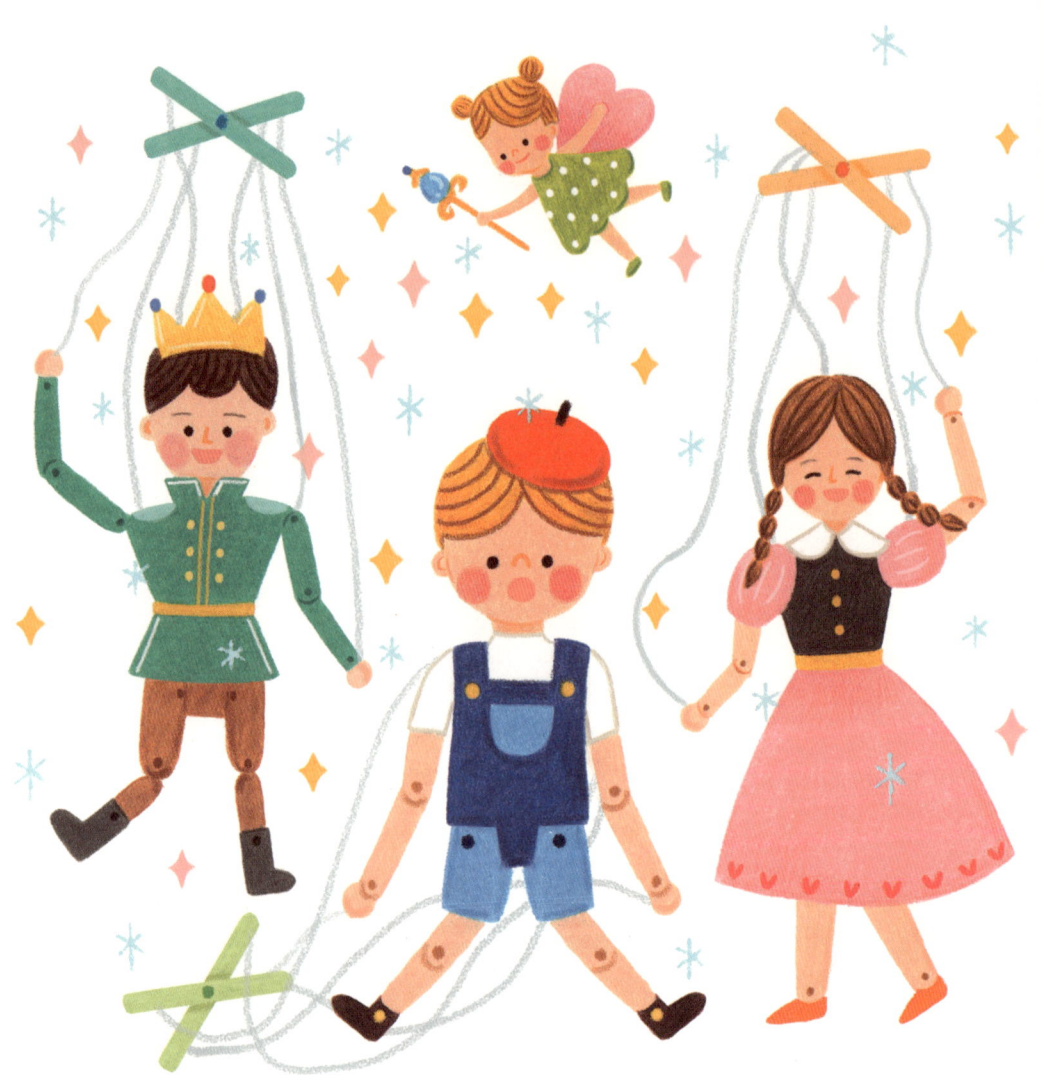

커다란 마차 안에는 수많은 인형이 가지런히 앉아있었지.
젊은 시절부터 그 인형들과 함께 얼마나 많은 공연을 했는지 몰라.
하지만 루이 영감도 이제 나이가 꽤 들었단다.

어느 날 밤, 루이 영감이 잠들었을 때
마차 안으로 장난꾸러기 요정이 몰래 날아들었어.
이봐, 친구들! 요정 나라 구경하고 싶지 않아?
인형들이 하나둘 고개를 들었지. 요정 나라라고? 거긴 어떤 곳이지?

아주 아름다운 나라야.
수많은 요정과 신기한 동물들이 한데 어우러져 살고 있지.
게다가 요정 나라에서는 아무도 죽지 않아.
모두가 영원히 행복하게 살 수 있는 곳이야.

그때 삐뇰이 말했어. 삐뇰은 오래전에 루이 영감이 가장 먼저 만든 인형이야.
그럼 루이 할아버지도 함께 가는 거지?
아니, 요정 임금님이 너희들만 데려오랬어.
요정 나라에선 인형술사가 필요 없거든.

왜?

요정 나라에서는 실로 당겨주지 않아도
너희들 마음대로 움직일 수 있기 때문이지.
뭐라고? 우리 맘대로 움직일 수 있다고?

인형들이 술렁술렁대기 시작했어.
다들 이제껏 루이 영감이 실을 당겨줘야만 움직일 수 있었잖아.
그런데 요정 나라에만 가면 자기 맘대로 뛰고 춤출 수 있다니 얼마나 설레겠어?
하지만 삐뇰은 아직 의심하는 눈치야. 네 말을 어떻게 믿지?

요정은 작은 막대기를 꺼내 들더니
인형들 머리 위에 마법 가루를 살살 뿌려줬단다.
그러자 인형들이 하나둘 일어서서 춤을 추기 시작했어.
이것 봐! 내가 움직이고 있어.
내 맘대로 막 움직일 수 있어!
인형들은 손뼉을 치며 기뻐했단다.
자, 이제 내 말을 믿을 수 있겠지?
어때, 요정 나라로 가볼까?
인형들은 너도나도 창밖으로 뛰어내렸어.
그러고는 요정을 따라 어디론가 달려갔단다.
인형들이 사라진 숲길엔 안개만 자욱했어.

아침에 루이 영감이 얼마나 놀랐겠어?
평생을 함께해온 인형들을 몽땅 도둑맞았잖아.
아, 이제 인형극을 그만둬야 할 때가 온 모양이구나.
루이 영감은 눈물이 날 지경이었어.
그때 구석에 있던 인형 하나가 눈에 들어왔단다.
삐놀! 무사했구나!
루이 영감은 딱 하나 남은 인형 삐놀을 품에 꼭 안았어.

그 뒤로 일주일쯤 지났을까?
마을에 새로운 소문이 돌기 시작했단다.
삐놀의 모노드라마가 엄청 인기를 끌고 있다는 소문이야.
루이 영감이 삐놀만을 위한 인형극을 새로 만들었거든.
이제 삐놀 하나만 조종하면 되니까
움직임이 어찌나 섬세하고 자연스러운지 몰라.
꼭 살아있는 것처럼 말이야.

루이 영감과 삐놀의 인기는 날로 치솟았어.
만나는 사람마다 자기 마을에도 한 번 와달라고 아우성이야.
그런데 나이 탓인가?
루이 영감이 공연 도중에 꾸벅꾸벅 조는 일이 점점 잦아졌어.

다행히 공연을 망친 적은 없지만, 갈수록 조는 시간이 늘어났어.
그러다 하루는 조는 정도가 아니라 아예 잠이 들고 말았단다.
관객들 박수 소리에 퍼뜩 깨어보니 글쎄 삐뇰 혼자 춤을 추고 있잖아.
실을 당기지 않았는데도 말이야.
루이 영감은 너무 놀라서 비명을 지를 뻔했어.

그날 밤, 루이 영감은 삐뇰을 무릎에 앉혔단다.
그리고 등을 살살 쓰다듬으며 물었지.
언제부터였니? 언제부터 혼자 움직일 수 있게 됐지?
삐뇰은 말이 없었어.
혼자 움직일 수 있다면 말도 할 수 있지 않겠니? 어서 말해보렴.
그제야 삐뇰은 입을 열었어.
요정이 찾아온 이야기, 인형들이 요정 나라로 떠난 이야기…….

삐뇰, 그럼 넌 왜 안 떠났니?
떠나거나 안 떠나거나 제 자유니까요.
요정 나라에서 영원히 행복하게 살 수 있을 텐데
어째서 이 늙은이 곁에 머물기로 한 게냐?
어떤 행복을 선택할지도 제 자유잖아요.
그게 무슨 소리냐?

모두가 바라는 행복이 꼭 나의 행복은 아니거든요.
저는 할아버지가 실을 당겨줄 때마다 행복을 느껴요.
할아버지 마음이 고스란히 전해지니까.
삐놀……, 너 언제 이렇게 컸냐?
할아버지, 저도 이제 어른이에요.

그 뒤로도 루이 영감과 삐놀은
이 마을에서 저 마을로 열심히 순회공연을 다녔단다.
공연 중에 루이 영감은 여전히 꾸벅꾸벅 졸거나 쿨쿨 잠들기도 했지.
하지만 공연을 망친 적은 없어.
알다시피 삐놀 혼자서도 얼마든지 공연을 펼칠 수 있잖아.
삐놀은 가끔 할아버지가 어떤 생각을 하고 있는지도 알 수 있었단다.
실을 통해 그 생각이 고스란히 전해졌거든.

삐놀, 내 평생 너의 실을 당겨줬다만
이젠 네가 나의 실을 당겨주고 있구나.
놀랍지 않니?
둘 사이가 이렇게 실 하나로 이어질 수 있다는 게.
실 하나로 두 마음이 이렇게 하나가 될 수 있다는 게.

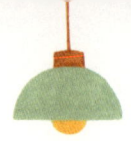

모두가 한 쌍이니까

옛날 어느 왕국에 두 개의 거대한 미로가 있었어.
까마득히 높은 벽으로 둘러싸인 미로였지.
그런데 왼쪽 미로는 출구가 있지만
오른쪽 미로는 완전히 막혀있었대.

큰 죄를 저지른 자는 오른쪽 미로로 보내고
가벼운 죄를 저지른 자는 왼쪽 미로로 보내거라.
왕의 명령에 따라 죄인들은 각각 오른쪽, 왼쪽 미로에 갇혔단다.

왼쪽 미로에 갇힌 죄수들은 어떡하든 출구를 찾아냈어.
미로가 워낙 복잡해서 죽을 고생을 겪긴 했지만
결국은 출구를 발견하고 미로를 탈출할 수 있었지.

하지만 오른쪽 미로에 갇힌 죄수들은 끝내 빠져나오지 못했단다.
혹시나 하고 출구를 찾아보려는 죄수들도 있었지만
결국은 포기하고 말았던 거야.

어느 날 한 젊은이가 왕 앞에 잡혀왔어.
궁전에서 벽돌 쌓는 일을 하던 일꾼이었는데
잘못해서 벽돌을 떨어뜨리는 바람에 병사가 다쳤다는 거야.
왕은 젊은이의 죄가 그렇게 크진 않다고 생각했지.

왼쪽 미로에 가두어라.
집행관은 젊은이의 눈을 가린 채 미로 감옥으로 끌고 갔어.
그런데 가는 동안 딴생각을 하는 바람에 명령을 까먹었지 뭐야.
오른쪽이던가, 왼쪽이던가?
아, 맞다. 오른쪽이었지?
집행관은 젊은이를 오른쪽 미로에 들여보내고는
철문을 쾅 닫고 가버렸단다.

젊은이는 눈가리개를 천천히 풀어헤쳤어.
그러고는 여유만만한 표정으로 출구를 찾기 시작했지.
미로가 아무리 복잡해도
언젠가는 출구를 찾아낼 수 있을 거라고 믿었거든.
자신이 왼쪽 미로가 아니라
꽉 막힌 오른쪽 미로에 들어와버린 줄도 모르고 말이야.

그런데 열흘쯤 지났나? 놀라운 일이 벌어졌어.
오른쪽 미로에서 젊은이가 빠져나왔지 뭐야.
이마에 흐른 땀을 닦으며 젊은이는 뒤를 돌아봤어.
그리고 알게 됐지.
자신이 오른쪽 미로에서 빠져나왔다는 걸.

아, 둘 다 같은 미로였구나.
그래 맞아.
사실 두 개의 미로는 똑같았어.
오른쪽 미로에도, 왼쪽 미로에도 출구가 있었지.

출구가 있다고 믿은 미로와
출구가 없다고 믿은 미로가 있었을 뿐

처음부터 쌍둥이처럼 똑같이 만들어진 미로였던 거야.
젊은이는 큰 깨달음을 얻었어.
갑자기 세상의 이치가 한눈에 보이는 것 같았지.

훗날 젊은이는 수많은 제자를 거느린 스승이 되었어.
살면서 이런저런 문제를 안고 찾아오는 사람들에게
스승은 이런 얘기를 들려줬단다.

세상 모든 것은 짝을 이루고 있지요.
들어간 곳이 있다면 나올 곳도 있고
솟아난 곳이 있으면 푹 파인 곳도 있답니다.

모든 문제는 생겨날 때부터 이미 해답을 지니고 있지요.
다만 풀기 어렵고 길이 잘 안 보일 뿐
동전의 양면처럼, 모든 문제의 뒷면에는 해답이 있답니다.
문제와 해답은 떼려야 뗄 수 없는 한 쌍이니까요.

정말 이 세상 모든 것은 짝을 이루고 있을까?
잘 생각해보면 그 말이 맞는 것 같아.

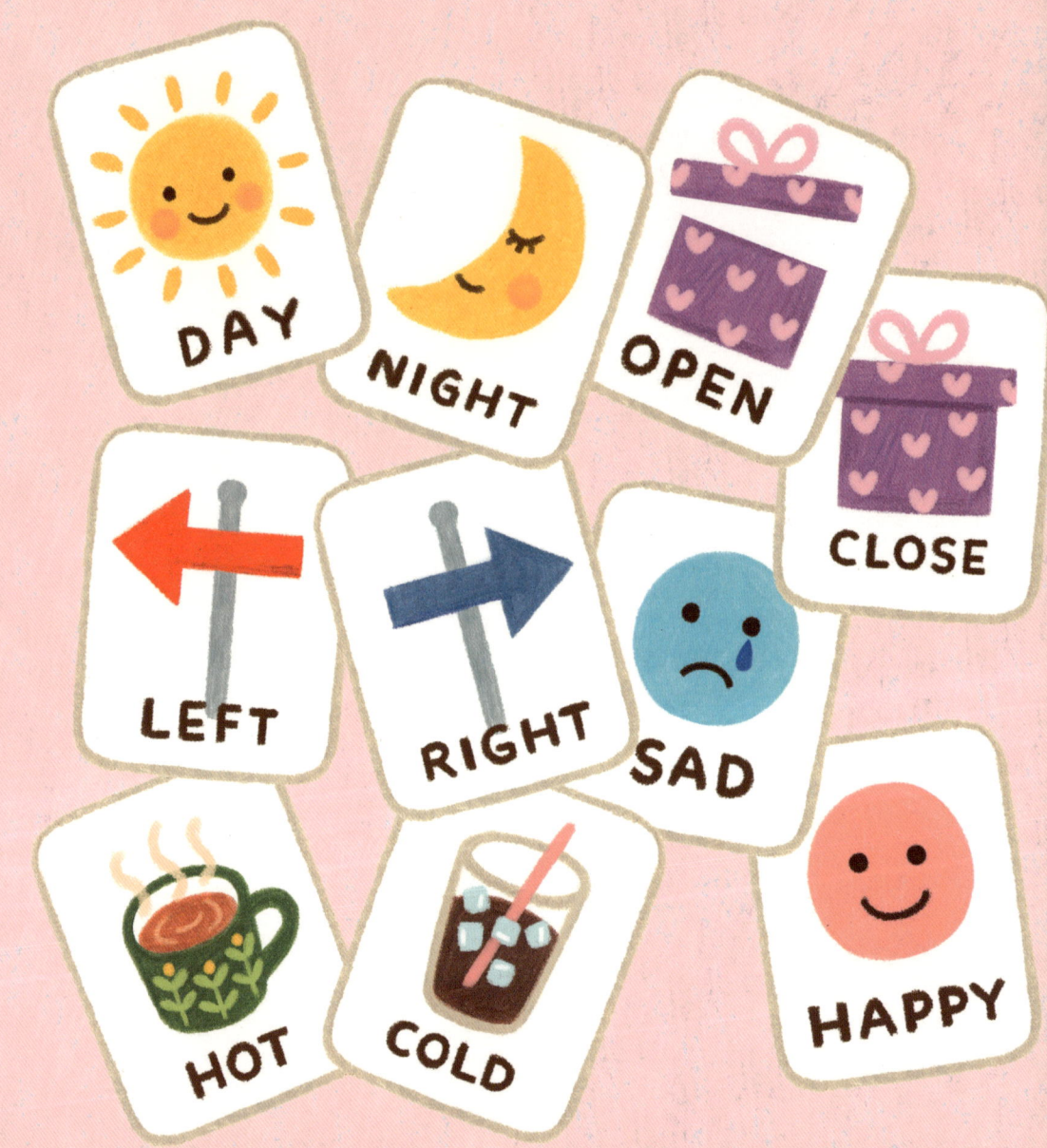

온 세상이 캄캄할 때는 어둠도 없었어.
빛이 생기면서 어둠이라는 말이 생겨난 거야.
밤과 낮을 구분해야 하니까.
그래서 빛과 어둠은 떼려야 뗄 수 없는 한 쌍이야.
빛과 어둠, 밤과 낮이 한 쌍이 되어
시간이 흐르는 거겠지?

온 세상이 바다였을 때는 바다도 없었어.
육지가 생기면서 바다라는 말이 생겨난 거야.
땅과 물을 구분해야 하니까.
그래서 육지와 바다는 떼려야 뗄 수 없는 짝이야.
바다와 육지, 땅과 물이 한 쌍이 되어
지구를 이루는 거겠지?

기쁨과 슬픔,
미움과 사랑,
절망과 희망,
무조건 어느 한쪽만 좋아하고
무조건 어느 한쪽만 미워할 수는 없어.
모두가 한 쌍이고 뗄 수 없는 짝이니까.

온종일 기뻐하다 갑자기 슬픈 일이 닥쳐도
지나치게 슬퍼할 필요는 없어.
기쁨이 없으면 슬픔도 없고
슬픔이 없으면 기쁨도 없었을 테니까.
기쁨과 슬픔이 한 쌍이 되어
우리를 점점 더 성숙하게 만드는 거야.

누군가 날 미워한다면
어딘가 날 사랑하는 사람이 있다는 뜻이고,
뜻밖의 불행이란 게 있다면
뜻밖의 행운도 있는 게 당연하지.
왼쪽에서 절망이 찾아오면
오른쪽으로는 희망이 다가올 거야.
모두가 한 쌍이고 뗄 수 없는 짝이니까.

좋은 것과 나쁜 것
맘에 드는 것과 들지 않는 것
양쪽을 수없이 번갈아 경험해가면서
우리는 점점 지혜로워지는 게 아닐까?

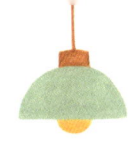

비닐하우스 판타지

✦✦

틈만 나면 여행을 떠나던 시절이 있었어.
비가 내리면 비를 맞고 눈이 내리면 눈을 맞으며 걸었었지.
그렇게 걷다 보면 참 별별 일을 다 겪게 돼.

어느 해 겨울, 낯선 시골길을 걷다가 커다란 개를 만났단다.
왜 마을마다 한두 마리쯤은 있잖아.
터줏대감처럼 텃세를 부리는 개들 말이야.
녀석이 그랬어. 나를 보자마자 으르렁 어금니를 드러냈지.

목줄 따윈 없었고 여차하면 달려들 기세였어.
그러니 어쩌겠어? 손에 잡히는 대로 막대기를 마구 휘두를 수밖에.

마침 어디서 고양이 한 마리가 나타나는 바람에
간신히 도망칠 수 있었어.
개가 고양이를 쫓기 시작했거든.
고양이도 나처럼 겁에 질려 도망치고 있었어.

다시 길을 가는데 웬 할아버지가
땅에 떨어진 감자를 줍고 있었어.
밭에서 캔 감자를 지고 오다가 넘어진 모양이야.
도와드릴까, 말까? 잠시 생각하다가 그냥 모른 척하기로 했어.
해지기 전에 언덕을 넘어야 했거든.

언덕을 넘자마자 갑자기 어두워지더니 눈이 내리기 시작했어.
바람도 장난이 아니야.
좀 전까지 말짱했던 날씨가 갑자기 눈보라로 바뀌었지 뭐야.
나는 세찬 눈보라 속에서 길을 잃고 말았어.
어디 피할 데가 없을까, 사방을 둘러보는데
저만치 비닐하우스가 눈에 들어왔단다.

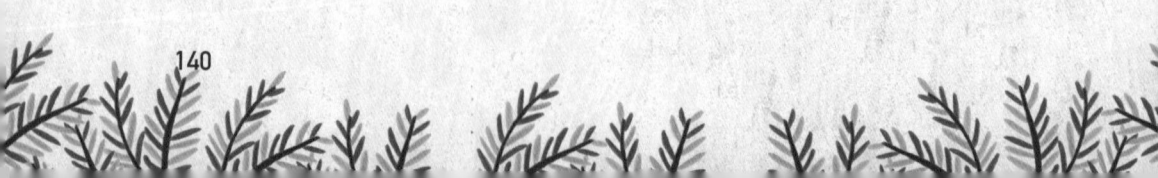

얼른 달려가서 문을 열었지.
오래된 백열등이 실내를 노랗게 비추고 있었어.
퀴퀴한 흙냄새에서 온기가 느껴졌지.
그런데 가만 보니 누가 먼저 와있는 거야.
큰 개 한 마리와 어린 강아지 두 마리였는데 살짝 놀랐어.
아까 나를 공격했던 개였거든.
녀석은 날 보자마자 또 으르렁거렸어.
하지만 달려들 것 같진 않았지.
그냥 옆에 있는 자기 새끼들을 건드리지 말라고 으름장을 놓는 모양이야.
괜찮아, 괜찮아.

나는 옷에 묻은 눈을 털어낸 다음
지푸라기를 모아 자리를 푹신하게 만들었어.
그때 문이 열리더니 누가 또 들어오는 거야.
갑자기 마음이 불편해졌어.
아까 언덕길에서 감자를 줍던 할아버지였거든.
몸 좀 녹이고 갑시다.
어미 개가 또 으르렁거렸어.
할아버지 품에서 고양이 한 마리가 고개를 쏙 내밀어서 그래.
아까 개한테 쫓기던 그 고양이 말이야.

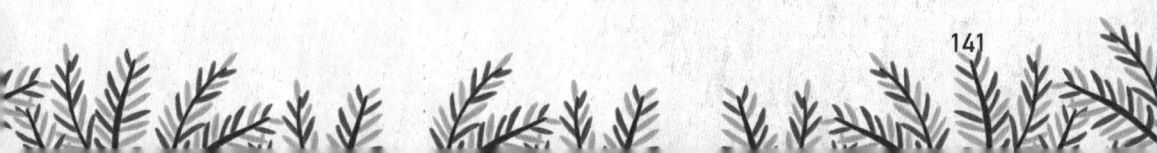

어쩌다 보니 하나같이 불편한 사이끼리 비닐하우스에 다 모인 셈이었지.
그러거나 말거나 할아버지는 바닥에 흩어진 나무토막을 모아
난로에 넣고 불을 피웠어.
나무 타는 냄새와 함께 실내가 훈훈해졌지.
그때 누구 배에서인지 꼬르륵 소리가 났단다.
할아버지는 보따리에서 감자를 서너 개 꺼내어 난롯불에 굽기 시작했어.
나도 배낭에서 낮에 먹다 남긴 햄버거랑 바나나우유를 꺼냈지.
강아지 두 마리가 냄새를 맡고 다가왔어.
꼬리를 살랑살랑 흔들면서 말이야.

겨울밤은 깊어가고 밖에서는 눈보라가 몰아치는데
비닐하우스 안에서는 묘한 만찬이 시작됐어.
차린 거라곤 구운 감자, 햄버거 반쪽, 바나나우유가 전부였지만
그래도 꿀맛이었지.
낮에 감자 몇 개라도 주워드릴걸.
김이 모락모락 피어나는 감자를 덥석 입에 넣기가 미안하잖아.
할아버지한테 술이라도 한잔 따라드리고 싶은 마음이었어.
아, 맞다. 배낭 안에 술이 한 병 있었지.
어르신, 한잔 올리겠습니다.
어이쿠, 그러잖아도 딱 한 잔이 아쉬웠는데 고맙구려.

강아지들은 햄버거에 꽂혔고
어미 개는 뜨거운 감자를 살살 핥아가며 잘도 먹었지.
고양이는 바나나우유가 좋은가 봐.
난롯불에 몸도 마음도 다 녹아내린 걸까?
낮에 그렇게 사납게 굴던 어미 개가 슬그머니 다가오더니
괜히 꼬리로 내 허리를 툭 치는 거야.
나도 녀석을 한 번 쓱 쓰다듬어줬지.

눈보라는 밤새 그칠 줄 모르고
우리는 저마다 지푸라기를 찾아 몸을 뉘었단다.
새벽에 잠깐 눈을 떴는데
할아버지 품에 강아지 한 마리, 내 품에 또 한 마리,
그리고 어미 개와 고양이가 담요처럼 포개져서 자고 있었어.
이렇게도 가족이 만들어지는구나 싶었지.
나는 장작 두어 개를 난로에 던져넣고 다시 잠이 들었단다.

밤새 몰아치던 눈보라는 아침이 되어서야 물러갔어.
비닐하우스 문을 열었더니 눈 세상이 펼쳐져있었지.
서로 악수하고, 쓰다듬고, 한 번씩 안아주고 우리는 헤어졌어.
하얀 들판 위로 여섯 줄기의 발자국이 길게 이어졌단다.

살아가는 일이 춥고 외롭게 느껴질 때마다
그날 밤 비닐하우스의 풍경이 떠오르곤 해.
정말 그런 일이 있었나 싶기도 했지.

그 겨울, 비닐하우스 바깥은 차가운 현실이었지만
난로가 있는 실내는 판타지 공간이었던 것 같아.
추운 계절에 떠밀려온 이웃들이 서로를 끌어안으며
스스로 따뜻한 계절을 만들었던 거야.

밖에서는 으르렁대며 마음의 발톱을 세웠지만
안에서는 서로의 온기를 주고받기 바빴지.
아무도 묻지 않고
아무도 대답하지 않으면서
마음이 점점 닮아가는 시간이었어.

기억 속에 그런 공간 하나쯤 만들어두면 어떨까?
온종일 지치고 시달려도
마음만 먹으면 언제든 들어가서
괜찮아, 괜찮아하며 토닥토닥해줄 수 있는
그런 공간 말이야.

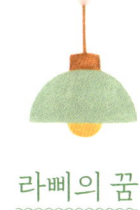

라삐의 꿈

✦✦

아는 사람은 다 알지만
사실 이 세상 모든 것들은 저마다 영혼을 지니고 있단다.
돌멩이, 나뭇가지, 꽃, 종이컵, 과자 봉지…….
심지어 연필 한 자루에도 영혼이 깃들어있어.

라삐라는 연필도 그중 하난데 보기엔 평범해도 꿈은 거창해.
세상에 막 나오기 전에 연필의 신이 라삐에게 물었지.
애야, 넌 어떤 연필이 되고 싶니?

저는 위대한 연필이 되고 싶어요.
호오, 그래? 그럼 넌 지금부터 위대한 연필이다.
예? 벌써 위대해진 거예요?
그렇지. 스스로 위대한 연필이라고 생각하면
정말로 위대한 연필답게 살아가게 된단다.

처음엔 얼마나 설렜는지 몰라.
난 어떤 일을 하게 될까?
위대한 작가의 손에 쥐어질까 천재 음악가의 손에 쥐어질까?
아니면 화가? 수학자? 사업가?
누구 손에 쥐어지건 위대한 흔적을 남기게 되겠지?
라삐의 꿈은 이 정도였어. 하지만 시작부터 뭔가 꼬인 것 같아.

라삐가 세상에 나온 건 19세기가 끝나갈 무렵이었어.
지중해가 보이는 어느 평화로운 마을에 작은 가게가 하나 있었는데
거기 진열대 위에 라삐가 놓여있었지.
누가 나를 사갈까? 누가 됐건 평범한 인물은 아니겠지?
하지만 누구 하나 거들떠보는 사람이 없었어.

한 달 동안 연필을 진열해놔도 사는 사람이 없다 보니

주인도 이건 아니다 싶었겠지?
그래서 그냥 단골손님한테 선물했어.
단골손님은 고맙다면서 주인에게 생선 한 마리를 건네줬지.
라삐는 기가 막혔어. 서로 물물교환을 한 거야.
이게 뭐야? 내가 생선 한 마리에 팔리다니!

생선가게 주인은 라삐를 깎아서 글씨를 쓱쓱 써봤어.
생각보다 잘 나오네?
그때부터 라삐는 생선가게에서 장부를 쓰기 시작했단다.
정어리 두 마리에 얼마, 넙치 한 마리에 얼마, 이런 식이야.
아아, 절망이야. 고작 이런 일이나 하려고 태어난 건 아닌데.
라삐는 이런 운명을 받아들일 수 없었어.

누가 뭐래도 난 위대한 연필이야.
위대한 연필답게 스스로 운명을 개척해야지.
라삐는 있는 힘껏 몸을 굴렸어.
혼자 힘으로 자기 주인을 찾아 나서기로 한 거야.
하지만 가게 밖으로 나오자마자 후회했단다.
사람들 발끝에 차이고, 개한테 먹힐 뻔하고,
마차 바퀴에 깔리고……, 지옥도 이런 지옥이 없는 거야.

비에 젖고 흙탕물에 더럽혀지면서 라뻬는 점점 희망을 잃어갔어.
아마 보통 연필이었다면 벌써 포기했겠지.
하지만 라뻬는 보통 연필이 아니잖아.
이만큼 시련을 겪었으면 이제 곧 위대한 일을 하게 되겠지?

그때 어떤 신사가 라뻬를 발견했어.
라뻬는 가슴이 두근거렸지.
차림새가 딱 화가처럼 보였거든.
신사는 라뻬를 손수건으로 쓱쓱 닦아 왼쪽 앞주머니에 쏙 집어넣었단다.
라뻬는 마음이 편안해졌어.
신사의 앞주머니에서 좋은 향수 냄새가 났거든.

라뻬가 기대했던 대로 신사는 화가였어.
다들 루이즈 씨, 루이즈 씨, 하는 걸 보면 이름이 루이즈인 모양이야.
루이즈 씨는 틈만 나면 스케치북을 들고 광장에 나와 그림을 그렸어.
비둘기가 많기로 유명한 광장이었지.
라뻬는 루이즈 씨의 손에 쥐어져 수많은 그림을 그렸단다.
얼마나 행복했는지 몰라.
하지만 행복도 잠시뿐이었어.
루이즈 씨는 그림을 그릴 때마다 유모차에 아기를 태우고 나왔단다.

아기는 광장에 날아다니는 비둘기들과
아버지의 스케치북에 그려진 비둘기들을 번갈아 보곤 했지.
그런데 하루는 아기가 갑자기 라삐를 가리키며 소리를 지르는 거야.
라삐, 라삐!
라삐는 깜짝 놀랐어. 아기가 어떻게 내 이름을 다 알지?

루이즈 씨는 미소를 띠며 아기에게 라삐를 쥐어줬단다.
파블로, 연필을 갖고 싶구나?
제대로 발음해야지. 라삐가 아니라 라삐스^{lapiz}란다.
이제 라삐는 루이즈 씨의 손을 떠나
아기 파블로의 앙증맞은 손으로 넘어가게 됐어.

파블로는 온종일 라삐를 쥐고 살았어.
잘 때도 꼭 쥐고 잘 정도야.
눈만 뜨면 온 데 사방 낙서를 하는 통에 엄마만 바빠졌지.
라삐는 한숨을 푹푹 쉬었어.
고생 끝에 화가를 주인으로 삼게 됐나 싶었는데 이게 뭐야.
아기의 놀잇감이 되어 점점 줄어들게 생겼잖아.
아닌 게 아니라 길쭉했던 라삐의 몸이 어느새 손가락 길이만큼 짤막해졌어.
아, 위대한 연필이 되겠다는 꿈은 이쯤에서 접어야겠구나.

라뻬는 이제 모든 것을 내려놨단다.
파블로는 걸음마를 떼면서부터
스케치북에다 본격적으로 그림을 그리기 시작했어.
주로 비둘기 그림이었지.
아기 때부터 광장에서 수많은 비둘기를 관찰해왔잖아.

어느 날 루이즈 씨가 파블로의 스케치북을 들춰봤어.
아니, 이럴 수가! 어린 아들의 그림 솜씨가 장난이 아니었거든.
그날 저녁, 루이즈 씨는 파블로에게 그림 도구를 건네줬어.
오랫동안 애지중지해오던 자신의 그림 도구를 아들에게 준 거야.
이제 그 몽당연필은 버리고, 이 도구들로 그림을 그리려무나.

도구 상자 안에는 팔레트와 물감들이 가득했어.
하지만 파블로는 라뻬를 버리지 않았단다.
늘 그랬듯이 호주머니에 꼭 넣고 다녔지.
그즈음 라뻬는 어린 파블로의 새끼손가락보다 더 짧아져있었어.
연필로서의 한살이도 이제 슬슬 저물어가고 있었던 거야.

어느 날, 파블로가 멋진 그림을 완성했어.
어린아이의 솜씨라고는 도저히 믿기지 않는 그림이었지.

파블로는 한 발 뒤로 물러서서 자랑스러운 듯 자기 그림을 감상했어.
그러고는 호주머니에서 라삐를 꺼내 자기 이름을 꾹꾹 눌러 적었단다.
처음으로 자기 그림에 사인을 한 거야.

파블로 피카소.

그 사인을 끝으로 라삐는 파란만장했던 연필의 삶을 끝냈어.
소망했던 대로 위대한 연필의 삶이었는지는 잘 모르겠지만
왠지 뿌듯한 기분이었지.
무엇보다 파블로라는 어린 주인이
자기를 얼마나 아꼈는지는 확실히 알 것 같았어.

라삐는 파블로의 그림 상자 안에서 천천히 눈을 감았단다.
이제 새로운 꿈을 꿀 시간이었거든.
어떤 꿈을 꾸게 될까?
꿈속에서 라삐는 베레모를 쓴 청년 파블로를 보았어.
그림 도구를 어깨에 메고 파리의 몽마르트르 언덕을 걷고 있었지.
설렘 가득한 파블로의 표정이 참 낯익은 느낌이야.
라삐는 씩 웃었어.
그 옛날, 세상에 처음 나올 때 나도 저런 표정이었겠지?

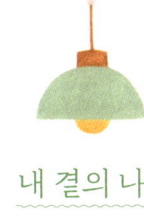

내 곁의 나

◆✦

자니라는 청년이 있었어.
할아버지가 '자니 기타'라는 영화를 보다가 지은 이름이래.
하지만 자니는 기타를 못 쳐.
기타뿐만 아니라 제대로 할 줄 아는 게 거의 없어.
아니, 딱 한 가지 특기가 있긴 해.
뭐냐 하면 바로 '부러워하기'야.

난 왜 이 모양이지? 남들은 다 잘나가는데.

자니는 이 말을 입버릇처럼 달고 살아.
누가 멋진 옷을 입고 나타나면 괜히 구석으로 숨는 사람 있잖아.
자니가 그래.
누가 뭐라고 한 것도 아닌데 스스로 초라해진단 말이야.
늘 불만투성이에 샘만 내고 자존감은 바닥인 사람.
맞아, 자니는 그런 사람이야.

어느 날 자니에게 말도 안 되는 일이 벌어졌어.
양치질하려고 세면대 앞에 섰는데
거울 속 자니가 불쑥 말을 걸어왔던 거야.
이봐, 자니! 도대체 왜 그러고 사니?
자니는 기절할 뻔했지.
그때 거울 속에서 손이 쑥 나오더니 자니를 확 잡아끌었어.
자니의 분신이 자니를 거울 속으로 끌어들인 거야.

거울 속으로 들어가자마자
분신은 사라지고 자니만 남았어.
사람들이 손을 흔들며 인사를 해왔지.
이보게, 자니! 오늘도 아주 멋지게 차려입었군!
역시 자니는 뭐가 달라도 다르단 말이야.

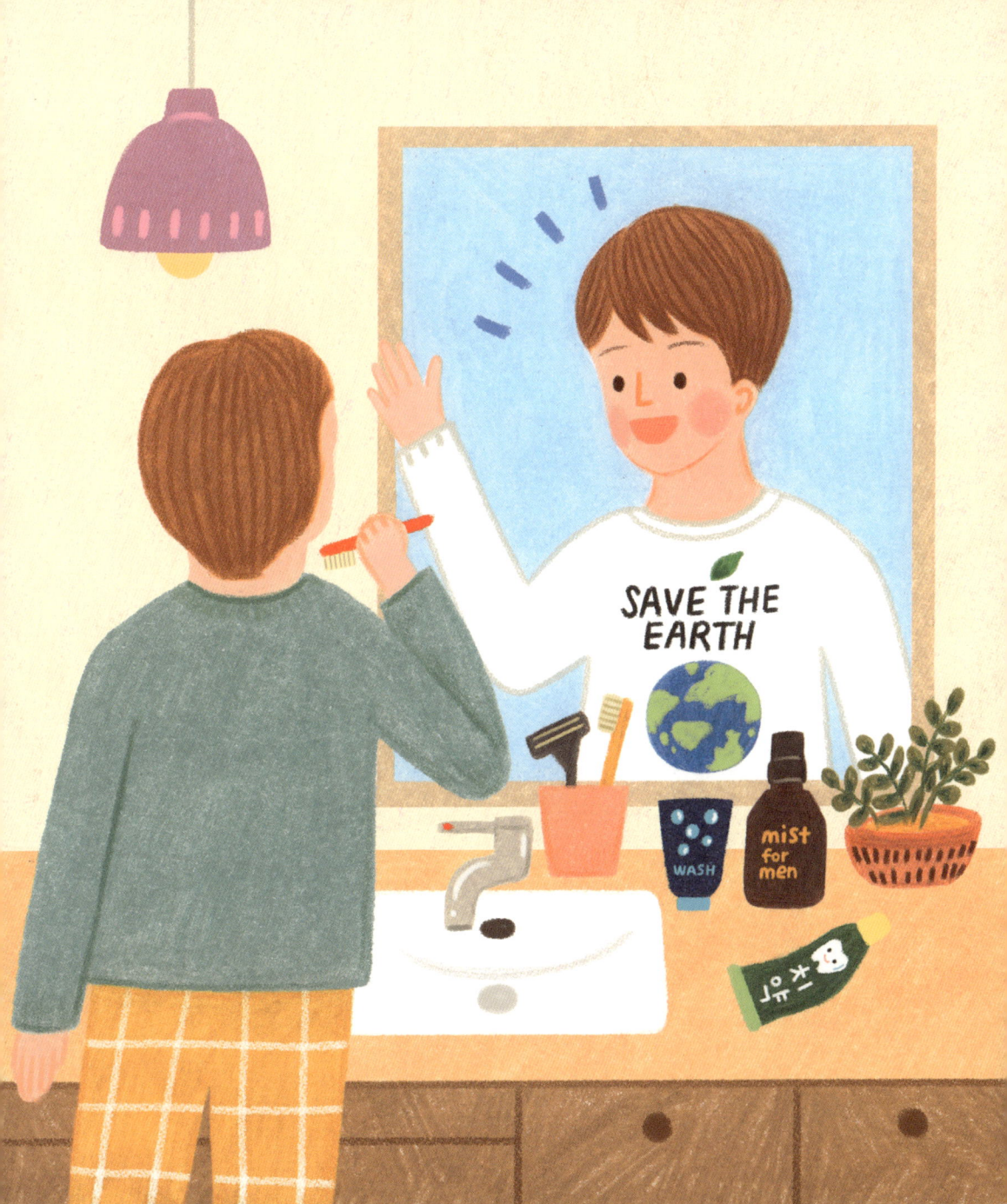

거울 속 세상에서 자니는 멋진 옷에
화려한 스포츠카를 몰고 다니는 사업가였던 거야.
자니는 가슴이 쿵쿵 뛰었어.
내가 이렇게 잘나가다니! 내가 이렇게 멋진 사람이라니!
자니는 모두가 부러워하는 사람으로 살고 있었단다.
여기서 계속 이렇게 살 순 없을까?
자니는 자기가 살던 세상으로 돌아가고 싶지 않았어.

그때 자동차 백미러에서 또 다른 자니가 말을 걸어왔단다.
이봐, 이쪽 세상도 구경해보지 그래?
그러면서 또 손이 불쑥 나오더니 자니를 잡아끌었어.
백미러 속으로 들어가자마자 또 다른 세상이 펼쳐졌단다.
자니가 무대 위에서 기타를 연주하고 있었던 거야.
내가 기타를 연주하다니!
한 곡이 끝날 때마다 객석에서 박수 소리가 터져 나왔어.
태어나서 처음 박수를 받아본 거야.

연주를 마치고 대기실에 들어갔더니 커다란 거울이 보였어.
거울 속에서 또 다른 자니가 기다렸다는 듯이 손을 잡아끌었지.
거울 속에서 거울 속으로

자니는 그렇게 계속해서 거울 속 세상을 구경했단다.
거울 속의 자니는 하나같이 대단한 인물이었어.

수많은 독자에게 사랑받는 작가
모두가 환호하는 인기 스타
지구 살리기에 앞장서는 환경운동가
젊은 나이에 큰 업적을 남긴 과학자.

자니는 갑자기 우울해졌어.
거울 속 자신의 모습들이
사실은 어릴 때부터 한 번씩 꿈꿔왔던 '미래의 자니'였거든.
그래, 예전에 그런 꿈을 꿨었지.
작가도 되고 싶고 스타도 되고 싶었어.
하지만 아무것도 이루지 못했지.
그 순간, 자니는 다시 세면대 앞으로 돌아왔어.
본래의 자니, 진짜 자니가 칫솔을 든 채 거울만 바라보고 있었던 거야.

자니는 이빨을 닦으며 거울 속 수많은 자니를 떠올렸단다.
그들이 너무 부럽고 샘이 나서 참을 수가 없었어.
그때 거울에서 소리가 났어.

이봐, 자니!
거울 속에 수많은 자니가 손을 흔들며 한마디씩 해왔던 거야.

"그래, 이왕에 부러워할 거라면 너 자신을 부러워해 봐."
"어차피 샘을 낼 거라면 '되고 싶은 너'에게 샘을 내봐."
"이제부터 미래의 너 자신을 흉내 내보는 건 어때?"

자니는 서서히 깨닫기 시작했어.
내 곁에 무수히 많은 내가 있었구나.
내 곁에 얼마든지 원하는 삶을 살아가는 내가 있었구나.
자니는 혼자가 아니었던 거야.
눈에 보이진 않지만 태어날 때부터 되고 싶었던 자니가
버젓이 꿈을 이루며 살고 있었던 거야.
자니는 언젠가 읽었던 '다중우주'란 책을 다시 펼쳤단다.
예전에 밑줄 그었던 문장이 생각났거든.
거기 이렇게 적혀있었어.

우주가 끝이 없는 이유는 한 사람, 한 사람의 무한한 가능성을
모두 담아야 하기 때문이다.

그래, 너도 나중에 크면 다중우주란 말을 듣게 될 거야.
눈으로 확인할 순 없지만 저 넓고 끝없는 우주에는
우리가 살아가는 세상과 똑같은 세상이 무수히 많다는 거야.
거기엔 '또 다른 나'와 '또 다른 너'가 저마다의 삶을 살고 있대.
다중우주를 믿어야 할지 말아야 할지는 자유야.
누구나 자기가 믿는 대로 살아가니까 말이야.

다만, 이왕에 부러워할 거라면
'되고 싶은 나'를 부러워했으면 좋겠어.
사람은 누구나 부러워하는 대상을 닮아가게 돼 있거든.

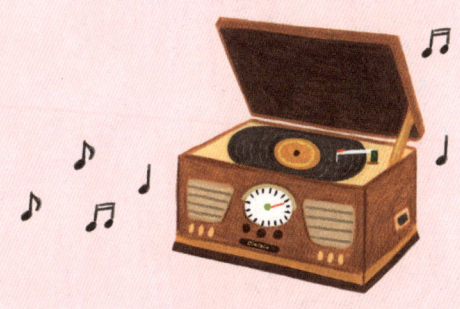

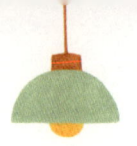

피엘의 기도

내 성격은 왜 이럴까?
어떡하면 내 성격을 바꿀 수 있을까?
누구나 한 번쯤은 이런 생각을 해봤을 거야.
만약에 성격을 바꿔주는 약이 있다면
불티나게 팔리지 않을까?

북극에 사는 여우 중에 아주 특이한 종이 있대.
누구든 그 여우에게 물리면

하루 만에 성격이 확 바뀐다는 거야.
난폭한 성격은 온순해지고
나약한 성격은 강해지는 식이지.

어떤 이누이트 사냥꾼이 그 여우를 찾아 나섰어.
여우를 잘 이용하면 큰돈을 벌 수 있겠다 싶었거든.
하얗게 눈 덮인 벌판에서
눈처럼 새하얀 여우를 찾기가
좀처럼 쉬운 일은 아니었지.
하지만 사냥꾼은 석 달 동안 끈질기게 쫓아다닌 끝에
간신히 한 마리를 사로잡았단다.

사냥꾼은 여우를 좁은 케이지에 넣어서 도시로 데려갔어.
그러고는 시장 한가운데에서 장사를 시작했지.
자자! 성격을 바꾸고 싶으신 분들! 어서 오세요.
단 하루 만에 여러분의 성격을 바꿔드립니다!

북극여우 피엘은 겁이 났어.
여긴 어디지? 어쩌다 이런 곳에 잡혀왔지?
그때 갑자기 누가 케이지 안으로 손을 불쑥 집어넣었어.

피엘은 너무 놀라 자기도 모르게 손등을 확 물었단다.

손등을 물린 사람은 성격이 아주 포악한 사나이였어.
그런데 하루가 지나자마자 너무너무 온순해졌지 뭐야.
그때부터 사람들이 앞다투어 몰려오기 시작했단다.
성격이 소심한 사람은 대범해지고 싶었고
성급한 사람은 느긋해지고 싶었거든.

피엘은 사람을 물고 싶지 않았어.
먹이를 사냥할 때 말고는 구태여 누군가를 물어야 할 필요가 없잖아.
하지만 사람들이 케이지 안으로 손을 쑥 넣어서
마구 휘젓는 바람에 물 수밖에 없었어.
게다가 손등을 열심히 물고 나면 주인이 고기를 던져줬단 말이야.

피엘은 이제 요령을 터득했어.
케이지 안으로 손이 들어오면 겁내지 않고 손등만 깨물면 되는 거였지.
사람들이 왜 일부러 물리고 싶어 할까?
처음엔 궁금했지만, 나중엔 아무 생각 없이 꽉꽉 깨물어줬단다.

그렇게 3년 넘게 얼마나 많이 물었는지 몰라.

피엘 덕분에 성격을 바꾼 사람도 셀 수 없이 많았지.
하지만 갈수록 힘들어졌어.
이빨도 아프고 턱도 점점 약해졌거든.
한 번은 손등이 돌처럼 딱딱한 사람을 무는 바람에
어금니 하나가 부러지기까지 했단 말이야.

언제까지 사람을 물어야 하나.
피엘은 점점 늙어가고, 이빨도 하나둘 빠지기 시작했어.
그러다 나중엔 잇몸밖에 안 남게 됐단다.
사냥꾼은 케이지를 열고 피엘을 풀어줬어.
쓸모없어진 여우를 그냥 내다 버린 거야.

피엘은 눈 덮인 벌판을 걷다가 쓰러지고 말았단다.
어차피 이제 사냥도 할 수 없고 먹이도 먹을 수 없게 됐잖아.
한 가지 소망이 있다면 자기가 태어난 곳으로 돌아가는 것뿐이야.
하지만 거긴 너무 멀어.
피엘은 천천히 눈을 감았단다.

피엘은 누군가의 품속에서 다시 눈을 떴어.
자그마한 이누이트 소년이 피엘을 꼭 껴안고 있었던 거야.

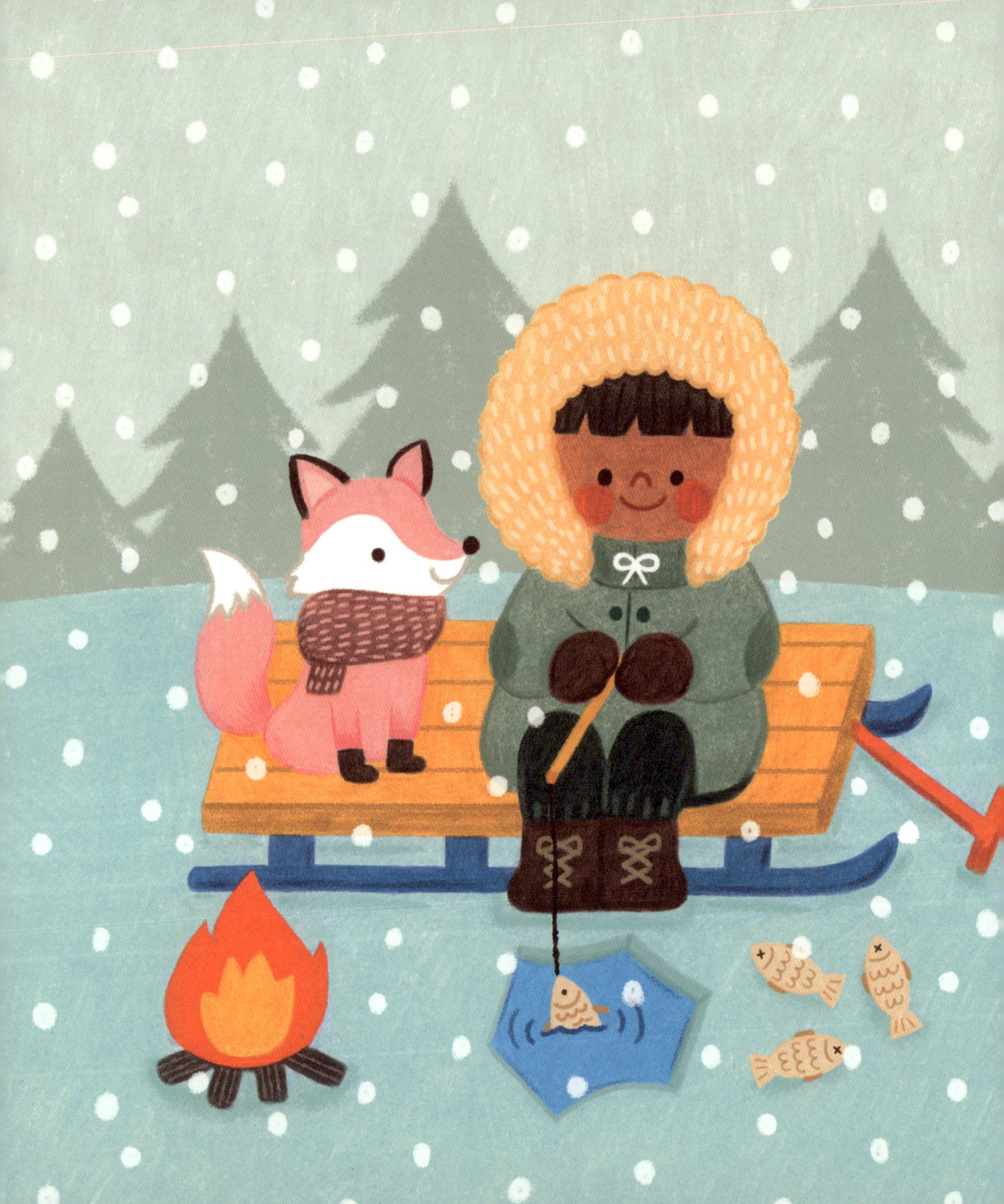

소년은 고기를 꼭꼭 씹어서 피엘의 입에 조금씩 넣어줬단다.
덕분에 피엘은 이빨 없이도 고기 죽을 삼킬 수 있었어.

내가 보살펴줄게요. 나랑 같이 살아요.
고맙지만 난 고향으로 돌아가고 싶단다.
피엘은 그렇게 눈빛으로 소년과 대화를 나눴단다.
고향이 어디예요?
저 멀리, 들판 너머 눈 덮인 하얀 숲이 나의 고향이란다.
그럼 나랑 같이 가요.

소년은 피엘을 썰매에 태웠어.
그리고 눈 쌓인 벌판 위로 썰매를 끌기 시작했단다.
아서라. 거긴 너무 멀어.
그 작은 몸으로, 게다가 썰매까지 끌고 갈 순 없어.
난 괜찮아요. 이빨도 튼튼하고 다리도 튼튼해요.
소년은 쉬지 않고 썰매를 끌었단다.

밤이 되면 소년은 썰매 위에서 피엘을 꼭 끌어안고 잤어.
눈보라가 몰아치면 털옷으로 피엘을 감싸 안았지.
배가 고프면 두꺼운 얼음을 깨고 낚시를 해서 물고기를 잡았어.

소년 덕분에 피엘은 조금도 굶주리지 않았단다.
하지만 소년은 갈수록 야위어졌지.

이제라도 늦지 않았어. 날 버리고 돌아가렴.
피엘은 소년이 너무 걱정됐던 거야.
하지만 소년은 등 뒤로 길게 난 썰매 자국을 가리키며 말했지.
보세요. 벌써 이만큼 왔잖아요.
피엘은 소년을 보며 생각했단다.
이빨이 하나라도 남았더라면 이 아이를 꼭 깨물어줬을 텐데.

소년은 눈보라를 헤치며 끝없이 걷고 걸었어.
그리고 마침내 하얀 숲에 도착했단다.
피엘은 소년의 차가운 볼을 핥아주었지.
고맙구나.
나를 여기까지 데려다줘서 고맙고
사람을 미워하지 않게 해줘서 고마워.
소년과 피엘은 한참 껴안고 있었어.
이제 갈게요. 이제부터는 행복해지셨으면 좋겠어요.
난 이미 충분히 행복하단다. 너도 늘 행복하게 지내렴.

소년은 썰매를 끌고 왔던 길로 돌아갔어.
하얀 벌판 위로 멀어져가는 소년을 보며
피엘은 북극의 오로라 신에게 기도했단다.

신이시여, 저 아이의 성격을 조금만 바꿔주소서.
조금은 영악하고
조금은 이기적이고
조금은 덜 착하게
저 아이의 성격을 바꿔주소서.
만약에 바꿔줄 수 없다면
이 춥고 험한 세상에서 평생 저 아이를 보살펴주소서.

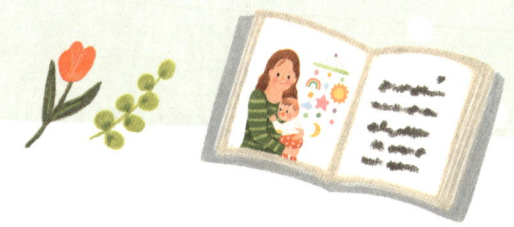

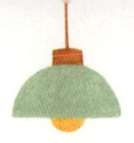

마법의 성

✦✦

차를 몰고 밤길을 달리다 길을 잃은 적이 있어.
사방이 온통 캄캄한데 폭풍우까지 무섭게 몰아치잖아.
그때 갑자기 낡은 이정표가 나타난 거야.

 마법의 성 2.5㎞

이정표를 따라 구불구불 차를 몰았어.
양쪽으로 깎아지른 절벽이 한참 이어졌지. 이 길이 맞나?

그때 저 멀리 벼랑 끝에 검은 성이 보이기 시작했어.
꼭 드라큘라 백작이 살 것만 같은 성이었단다.

성은 텅 비어있었어.
누구 안 계세요? 메아리만 길게 울려 퍼졌지.
나는 복도를 따라 걷기 시작했단다.
끝없는 복도 양쪽으로 방들이 길게 이어져있었어.
그런데 방문에 적힌 팻말이 참 이상한 거야.

평온의 방
용서의 방
겸손의 방

방마다 하나씩 이름이 적혀있잖아.
몰입의 방, 연민의 방, 지혜의 방, 설렘의 방, 미소의 방.
나는 평온의 방 앞에 서서 문을 살짝 열어봤단다.

문은 잠겨있지 않았어.
어두운 방 안으로 들어서자마자 문이 저절로 닫히더니 갑자기,
아! 푸른 초원이 펼쳐졌지 뭐야.

새 소리, 물소리가 들리고 저 멀리 숲도 보여.

꿈꾸듯 시냇물을 따라 걷기 시작했단다.
정말이지 태어나서 한 번도 본 적이 없는 풍경이야.
나는 햇살이 비치는 풀밭 위에 드러누웠어.
이렇게 편안한 기분을 언제 느껴봤더라.

이 방이 왜 평온의 방인지 알 것 같아.
조금 전까지 폭풍우에 시달리고 있었다는 게 믿기지 않아.
걱정도 시름도 다 사라진 기분이야.
나는 평온의 방에서 한참 머물렀단다.

다른 방은 어떨까?
나는 평온의 방을 나와 미소의 방으로 들어갔어.
드넓은 꽃밭 위에 어린 동물들이 놀고 있었지.
아기곰이 재롱을 피우고, 사슴, 토끼, 원숭이가 막 뛰어다녀.
얼마나 귀여운지 미소가 절로 나왔단다.
이렇게 잔잔하게 웃어본 게 언제였던가 싶었지.

다른 방은 또 어떨까?

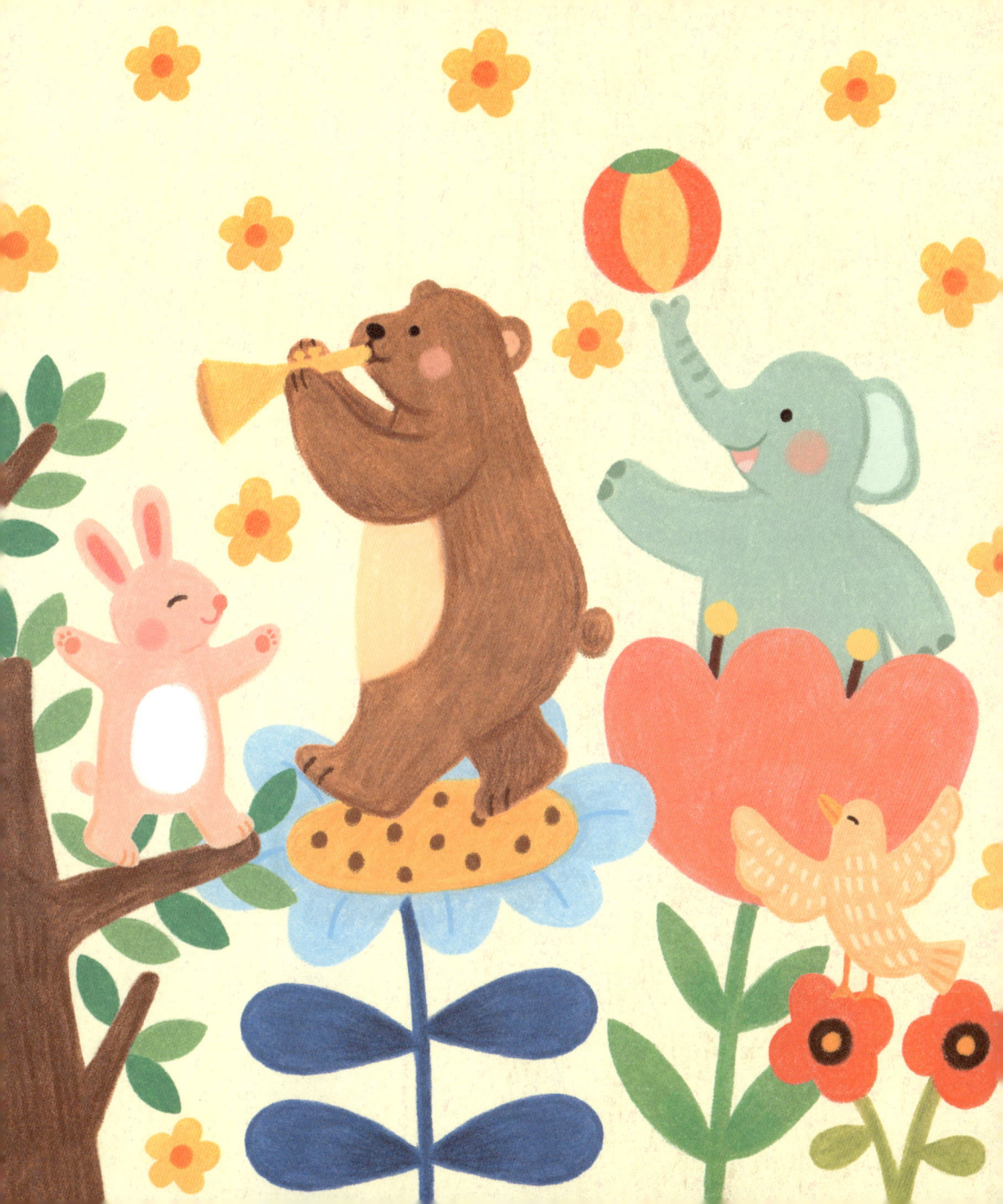

미소의 방을 나와 용서의 방으로 들어가려는데
갑자기 복도 끝에서 누가 다가왔어.
손님, 이제 나가셔야 할 시간입니다.
정장 차림의 집사가 내 등을 살며시 떠밀며 말했단다.

여긴 어디죠? 호텔인가요? 다른 방도 좀 구경하면 안 될까요?
하지만 집사는 아무 말도 없이 나를 현관으로 데려갔어.
조금만 더 있다 가면 안 될까요?
밖에 폭풍우가 몰아치잖아요.
손님, 날이 밝았습니다.
집사가 문을 열고 바깥을 가리켰어.
어느새 비가 그치고 아침이 환하게 밝아있었지 뭐야.

내일 다시 와도 되죠?
그러자 집사가 말했어.
여긴 마법의 성입니다.
아무나 들어올 수 없고 누구든 들어올 수 있는 곳이지요.
자, 그럼 이만.
나는 떠밀리다시피 성 밖으로 나왔어.
저기요, 잠깐만요!

그때 눈을 떴어.
차를 갓길에 세워놓고 잠이 들었던 거야.
하지만 꿈이라고 하기엔 너무 생생하잖아.
나는 다시 돌아가고 싶었어.
꿈에 본 마법의 성이 너무 간절하고 그리웠지.

그 뒤로 내가 뭘 했는지 들려줄까?
믿지 못하겠지만 마법의 성을 지었어.
크고 두툼한 노트 표지에 마법의 성을 그려 넣고
페이지마다 평온의 방, 용서의 방, 겸손의 방, 몰입의 방,
연민의 방, 지혜의 방, 설렘의 방, 미소의 방.
이렇게 이름을 붙인 거야.
그러고는 이름에 딱 맞는 사진, 글, 그림들을 붙였단다.

이제 나는 마음 내킬 때마다 마법의 성에 들어갈 수 있어.
노트만 펼치면 되거든.
마음이 흔들리는 날엔 평온의 방에 오래 머물고
누군가가 미워지는 날엔 용서의 방에
심심하고 따분한 날엔 설렘의 방에 들어간단다.
집사가 그랬잖아.

아무나 들어올 수 없고 누구든 들어올 수 있는 곳이라고.
맞아, 마법의 성을 믿지 않는 사람은 들어갈 수 없겠지.
하지만 한 번이라도 들어가 본 사람
거기서 조금이라도 마음 편히 머물러 본 사람이라면
언제든 다시 들어갈 수 있을 거야.

지금 아빠는 또 하나의 성을 짓고 있어.
세상에서 가장 멋지고 아름다운 성이지.
바로 너를 위한 마법의 성이란다.

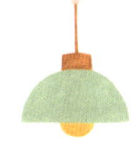

음악이 흐르는 풍경

✦ ✦

사람은 누구나 혼자만 간직하고 있는 이야기들이 있어.
가끔 그런 이야기를 들을 때마다 큰 선물을 받은 것 같아.
얼마 전에 어떤 음악평론가를 만났을 때도 그랬지.
50대라는 나이가 믿기지 않을 만큼 젊고 단아한 여자분이었어.
처음엔 모차르트 이야기를 하다가
자연스럽게 자기 어린 시절 이야기로 접어들게 됐단다. 한번 들어볼래?

아버지는 철거반원이었어요.

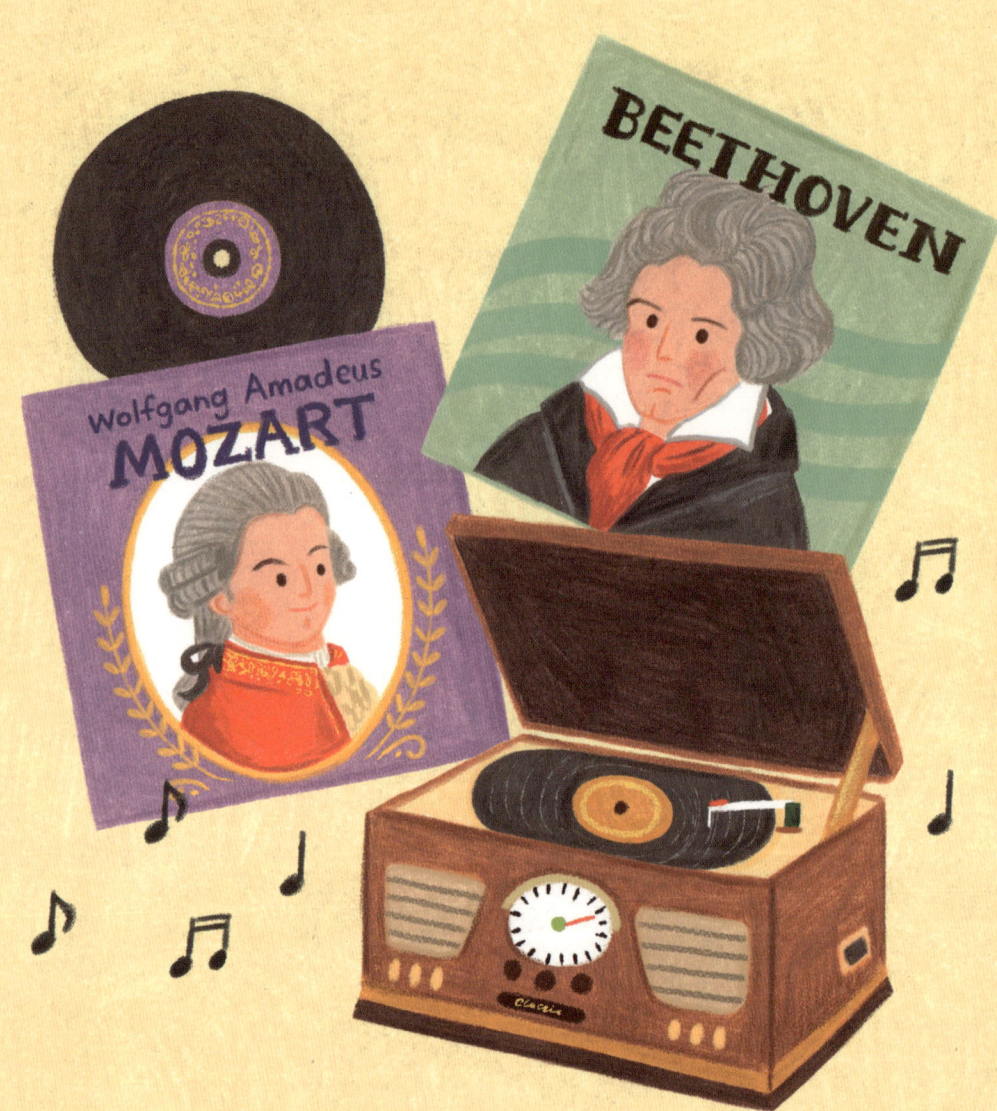

낡고 오래된 집들을 허무는 게 아버지의 임무였죠.
집 한 채를 허물고 돌아올 때마다
아버지는 늦게까지 잠을 설쳤답니다.
어려서 잘은 몰랐지만 많이 괴로워하셨던 것 같아요.

하루는 아버지가 낡은 레코드판을 들고 왔어요.
한 서른 장쯤? 꽤 무거웠을 거예요.
불도저로 벽을 허물다가 발견했대요.
아까워서 챙겨왔다는데 사실 우리한텐 필요 없는 물건이었죠.
남들은 집에 하나씩 전축을 들여놓고 살았지만
우린 그럴 형편이 못 됐거든요.
게다가 레코드판이 하나같이 클래식이었어요.
베토벤, 바흐, 모차르트, 차이콥스키.
솔직히 우리 식구는 그런 쪽하곤 아주 먼 사람들이었답니다.

아, 엄마는 좀 달랐어요.
레코드판을 깨끗하게 닦고
찢어진 재킷은 테이프로 붙여서 한쪽 벽에 곱게 세워뒀죠.
그러고는 밤마다 한 장씩 꺼내 보며 손가락으로 살살 문지르곤 했어요.
그땐 그게 참 이상했는데

돌이켜보니 엄마는 그렇게나마 음악을 감상했던 것 같아요.

그즈음 엄마는 막내를 뱃속에 품고 있었답니다.
막내가 태어나면 우리는 삼 남매가 되는 건데
딸일까 아들일까 참 궁금했었죠.
나는 동생이랑 고물상을 돌아다니기 시작했어요.
혹시 쓰다 버린 전축이라도 하나 구할 수 있을까 싶었거든요.
음악을 들을 수만 있다면 엄마가 얼마나 행복해할까?
참 간절했어요.
하지만 전축이란 게 어디 그렇게 흔한 물건인가요?
어림도 없었죠.

그런 어느 날, 놀랍게도 스피커 두 개를 얻었어요.
친한 고물상 할아버지가 작은 스피커 두 개를
고철 더미 속에서 꺼내준 거예요.
좀 부서지긴 했다만 그래도 소리는 날게다.
우린 대여섯 번 절을 하고는
스피커를 하나씩 들고 집으로 달려갔어요.
그러고는 걸레로 깨끗하게 닦아서 엄마에게 보여줬답니다.
엄마는 우릴 꽉 안아줬어요.

살짝 봤더니 눈가가 약간 젖은 것 같기도 했죠.

스피커만 갖고는 안 된다는 것쯤은 우리도 알고 있었어요.
전축이 필요했죠.
우린 좀 더 열심히 돌아다녔답니다.
아버지도 날마다 버려진 전축을 찾는 눈치였어요.
언제부터인가 엄마도 시장에 다녀올 때마다
여기저기 기웃거리기 시작했답니다.
온 식구가 전축을 찾아다니고 있었던 거예요.

그런데 갑자기 기적 같은 일이 생겼지 뭐예요.
서울에서 자취하고 있던 외삼촌이 놀러 왔다가
레코드판이랑 스피커를 본 거예요.
누나, 전축은 어디 가고 달랑 스피커뿐이야?
외삼촌이 엄마에게 물었죠.
전축은 아직 없어.
그래? 그럼 하나 만들어줘야겠네. 공대생의 실력을 보여주지.

외삼촌은 큰소리 뺑뺑 치며 돌아갔죠.
알고 보니 그 시절엔 진공관 앰프를 직접 만드는 게

공대생들 취미였대요.
외삼촌은 동아리 친구들과 함께 멋진 전축을 완성했답니다.
턴테이블까지 제대로 갖춘 전축이었죠.

외삼촌이 우리 집에 전축을 들여놓던 날을 잊을 수 없어요.
빙글빙글 돌아가는 레코드판 위에 바늘을 올려놓자마자
지지직거리며 음악이 흘러나왔죠.
엄마가 그러는데 그때 나왔던 첫 곡이 베토벤의 전원교향곡이었대요.
한쪽 면이 다 끝나면 판을 뒤집어서 뒤쪽 면을 들었어요.
뒤쪽 면까지 다 들으면 두 번째 레코드판을 올렸죠.
그렇게 밤늦도록 계속해서 음악을 들었던 것 같아요.
난생처음 들어보는 클래식 음악이었지만
우린 전혀 지루하지 않았어요.
그냥 우리 집에, 온 가족이 둘러앉은 좁다란 방안에
음악이 흐른다는 게 너무 신났죠.

아버지가 일을 마치고 돌아올 때쯤이면
우린 으레 전축 앞에 모여 앉았답니다.
함께 저녁을 먹는 동안에도
설거지하고 청소하는 동안에도

이불을 깔고 잠잘 준비를 할 때도 우린 음악을 들었어요.

내가 레코드판 위에 바늘을 올려놓으면
동생은 부드러운 천으로 판을 살살 닦아가며
다음 곡을 준비해두곤 했었죠.

모차르트의 클라리넷 협주곡이 끝나갈 때쯤 엄마한테 진통이 왔어요.
예정일보다 조금 이른 편이었죠.
어쩌면 막내도 하루빨리
가족 음악 감상회에 동참하고 싶었던 게 아닐까요?

막내는 아들이었어요.
너무 예뻐서 처음엔 딸인 줄 알았죠.
그리고 몇 주일 뒤에 크리스마스를 맞이했답니다.
다행히 레코드판 중에 크리스마스 캐럴이 한 장 끼어있었어요.
우리는 난롯가에 둥글게 둘러앉아 밤늦도록 캐럴을 들었답니다.

온 가족이 지지직거리는 낡은 레코드판으로
음악을 들으면서 얼마나 행복했게요.
엄마 뱃속에서부터 음악을 듣던 막내마저

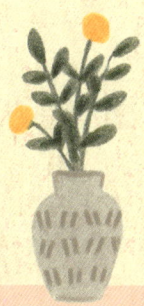

그 아름다운 선율의 혜택을 한껏 누렸더랬죠.

사람이 살면서 얼마나 많은 음악을 들을까요?
셀 수도 없고, 일일이 기억할 수도 없겠죠.
하지만 온 가족이 둘러앉아 들었던 음악은
아마 평생 잊을 수 없을 거예요.
하나의 선율에 똑같이 느끼고
똑같이 미소 짓던 그 표정들이 아직도 생생하네요.

우린 가난했지만 굉장한 부자였어요.
힘든 일도 많았고 흔들릴 때도 있었죠.
그래도 가족의 품격이란 게 있어서
어느 일정한 기준 밑으로는 절대로 내려가지 않았어요.
저는 그게 음악의 힘인 것 같아요.
음악이, 그리고 음악을 함께 듣던 그 시절의 기억이
우리 가족을 단단하게 붙잡아줬거든요.

우리 집은 비좁았지만 언제나 음악이 흘렀죠.
음악이 흐르는 풍경 속에서
우리는 참 넉넉하게 자란 것 같아요.

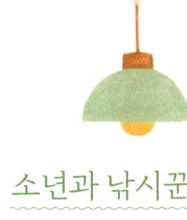

소년과 낚시꾼

한 소년이 길을 가다 큰 개울을 만났습니다.
크고 작은 바윗돌이 건너편까지 길게 놓여있었습니다.
소년에겐 너무 멀어 보였습니다.

건널까, 말까?
세찬 물결 앞에서 한참 망설이다가
소년은 징검다리를 건너기 시작했습니다.

보폭에 딱 맞는 바윗돌도 있고
폴짝 뛰어야 닿는 바윗돌도 있었습니다.
중간쯤 가서야 소년은 징검다리가 어떻게 놓였는지 알았습니다.
징검다리는 직선으로 쭉 뻗지 않고
뱀처럼 구불구불 이어져있었습니다.

아직 한참 건너야 하는구나.
소년은 다시 폴짝 뛰었습니다.
어어!
바윗돌이 흔들리는 바람에 개울에 빠질 뻔했습니다.
소년은 슬슬 겁이 나기 시작했습니다.

멀찌감치 놓인 바윗돌 앞에서 소년은 멈추고 말았습니다.
짧은 다리로 뛰기엔 너무 멀었습니다.
개울은 너무 깊고, 물살은 너무 거셌습니다.
뛸까, 말까?

소년은 뒤를 돌아봤습니다.
건너온 길이 건너야 할 길보다 멀어보였습니다.
소년은 다리에 힘을 주고 잔뜩 웅크렸습니다.

하나, 둘, 셋!

다행히 바윗돌은 디뎠지만,
쭉 미끄러져 한쪽 발이 물에 빠지고 말았습니다.
소년은 비명을 지르며 바위에 엎드렸습니다.
옷이 다 젖었습니다.
소년은 신발을 벗고 맨발로 징검다리를 건넜습니다.
이제 바윗돌 다섯 개만 디디면 건너편에 닿을 수 있습니다.

바윗돌 하나, 다음엔 건너지 말고 멀리 돌아가야지.
바윗돌 둘, 그래도 징검다리를 건너는 게 더 빠르겠지?
바윗돌 셋, 한 번 건너봤으니까 다음엔 더 나을 거야.
바윗돌 넷, 좀 무섭긴 했지만 그래도 다 건넜잖아.
바윗돌 다섯, 이 정도쯤이야, 뭐.

소년은 건너편 풀밭 위로 폴짝 뛰었습니다.
징검다리를 다 건너자 낚시하는 할아버지가 보였습니다.
할아버지가 소년에게 손짓했습니다.
잘 건넜구나. 와서 좀 쉬었다 가렴.

할아버지는 등받이가 있는 낚시 의자에 소년을 앉혔습니다.
라면 끓여주랴?
소년의 배에서 꼬르륵 소리가 났습니다.
할아버지는 냄비에 물을 붓고 불을 붙였습니다.

징검다리를 건널 때 무슨 생각을 했니?
약간 무섭고 힘들었어요.
무섭고 힘든데 왜 건넜니?
그래야 건너편까지 올 수 있으니까요.
징검다리만 건너면 여기까지 올 수 있다고 믿은 게로구나.
그거야 당연하죠.

할아버지는 소년에게 라면을 차려줬습니다.
그러고는 소년이 듣건 말건 천천히 혼자 중얼거렸습니다.

자라면서 꿈이 생길 때마다 징검다리를 생각해보렴.
꿈이란 건 말이다, 처음 꾸는 순간부터 이미 이루어져있단다.
다 이루어진 모습이 떠오르지 않는다면 그건 꿈이 아니지.

이미 이루어진 꿈의 모양이 생생하게 떠오르면

그때부터 네 앞에 징검다리가 하나둘 놓일 거야.
네가 할 일은 바윗돌을 하나씩 건너뛰는 거란다.
징검다리만 다 건너면 건너편 꿈에 닿을 테니
무섭고 힘들어도 끝까지 건널 수 있지 않겠니.
때론 흔들리는 바윗돌처럼
이 길이 아닌가, 싶을 때도 있고
때론 쭉 미끄러질 수도 있고
때론 구불구불 이어진 바윗돌이 야속하게 느껴질 때도 있겠지.

하지만 그 바윗돌 중에서
필요 없는 돌, 소중하지 않은 돌은 하나도 없단다.
흔들리고 미끄럽고 멀찌감치 떨어져있어도
하나같이 너의 꿈으로 이어진 징검다리가 아니겠니.

꿈을 이루며 사는 사람은 다들 그렇게 건너간단다.
기쁜 날도 있고 슬픈 날도 있지.
고마운 사람도 만나고 미운 사람도 만나겠지.
일이 술술 잘 풀리는 날도 있고
힘이 쏙 빠지는 날도 있겠지만
그래도 그 바윗돌 하나하나 야무지게 디뎌가며

저 건너편, 이미 이루어진 꿈을 향해 다가간단다.

할아버지는 말을 다 끝내고 소년을 돌아봤습니다.
소년은 그새 한 냄비를 싹 비운 채 잠들어있었습니다.
할아버지는 소년에게 겉옷을 덮어주고는 낚싯대를 잡았습니다.
괜히 웃음이 나왔습니다.
나이가 들면 어린 것들이 죄다 친손자처럼 느껴지고
해주고 싶은 말도 한 보따리씩 늘어만 갔습니다.

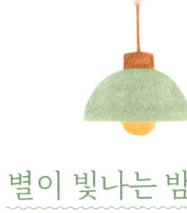

별이 빛나는 밤

✦✦

예전에 어느 섬나라 외딴 촌에서 한 열흘 머문 적이 있어.
은하수를 제대로 찍을 수 있는 곳이었지.
누구나 한때는 뭔가에 흠뻑 빠질 때가 있는데
그 시절에 나는 별만 쫓아다닌 것 같아.

무거운 카메라를 들고 언덕에 올랐어.
초저녁부터 다음 날 아침까지 언덕에 머물면서
가장 선명하고 아름다운 별들을 영상에 담고 싶었던 거야.

아무도 찾지 않는 언덕이라고 했어.
해가 지면 온 마을이 어둠에 잠긴다고도 했지.
별을 찍기에 이보다 좋은 곳은 없을 것 같아.

나는 언덕 위에 텐트를 치고 카메라를 설치했단다.
해가 저물기 시작했어.
이제 조금만 기다리면 별들이 반짝반짝 빛나겠지.
얼마나 설렜는지 몰라.

그때 마을 사람들이 나타났어.
어린아이들부터 노인까지 한 열두 명쯤?
커다란 천막을 치고 불도 지피는 거야.
아무도 찾지 않는 언덕이라고 했는데.

별을 제대로 찍으려면 주변에 불빛이 없어야 해.
그래서 여기까지 올라온 건데, 이게 뭐야.
나는 그 사람들이 미웠어.
깔깔거리며 뛰어노는 애들도 미웠고
고기를 구우며 왁자지껄 떠드는 어른들도 미웠단다.

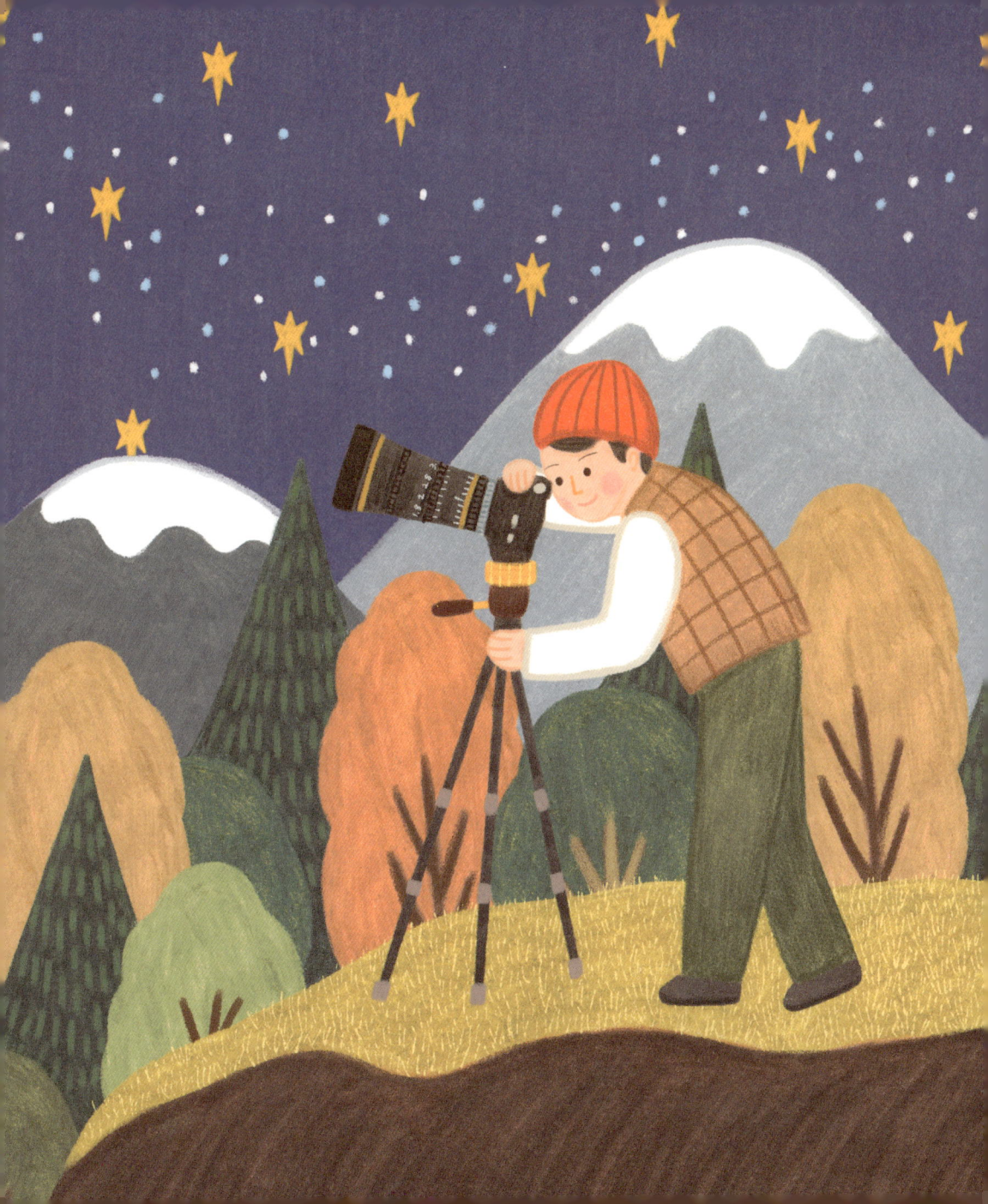

작은 여자아이가 내게 다가왔어.
커다란 잎에 과일이며 고기를 담아 가지고 온 거야.
그러고는 손으로 먹는 시늉을 하며 내게 쓱 내밀었지.

마지못해 음식을 받았어.
언제 내려갈 거니? 한국말로 물었더니
여자아이는 외국말이 우스운지 까르르하며 돌아갔단다.

별이 하나둘 빛나기 시작했지만 카메라를 켜고 싶진 않았어.
모닥불 때문에 주변이 너무 환했거든.
다들 불가에 둘러앉아 노래 부르고 춤도 추고 그러잖아.
아무도 찾지 않는 언덕이라고 했는데.

갑자기 먹구름이 끼기 시작했어.
반짝반짝 빛나던 별들이 구름에 다 가렸지.
이래저래 오늘은 별 찍는 날이 아닌가 봐.

그때 옆자리 사람들이 조용해졌어.
어느새 모닥불이 꺼지고 한 사람씩 촛불을 켜기 시작했지.
참 특이한 가족인 것 같아.

대체 뭘 하려는 걸까?

캄캄한 언덕 위에 열두 개의 촛불이 빛나고 있었어.
바람에 흔들리는 불빛이 열두 명의 얼굴을 은은하게 비춰줬단다.
누군가 노래를 부르기 시작했지.
헤어질 때 부르는 〈올드 랭 사인〉이었어.
저 가족 중에 누군가 먼 길을 떠나는 모양이야.

젊은 남자가 어린 딸의 눈물을 닦아주고 있었어.
아까 내게 음식을 갖다준 그 여자아이야.
저렇게 귀여운 딸을 놔두고 어딜 가려는 걸까?
물론 돈 벌러 가는 거겠지.
우리 할아버지들도 저렇게 먼 나라로 떠났던 적이 있단다.

나는 실례인 줄 알면서도 조심조심 카메라를 켰어.
하늘의 별은 구름에 가렸지만
언덕 위에 뜬 열두 개의 별만큼은 놓치고 싶지 않았던 거야.

잠시 후 마을 식구들은 서로서로 부둥켜안더니
하나둘 말없이 천막을 걷고 언덕을 내려갔단다.

그들이 내려가자마자 먹구름이 걷히고
드디어 은하수가 보이기 시작했어.

나는 약간 외로워졌단다.
언덕 위에는 이제 나 혼자뿐이고 하늘엔 별만 떠있었지.
카메라는 은하수를 찍고 있었지만
나는 왠지 심드렁해진 기분이었어.

날이 밝기 전에 언덕을 내려왔단다.
그리고 아침부터 마을 골목을 돌아다니기 시작했어.
간밤에 만났던 가족을 찾아야 했거든.
내 호주머니에는 작은 USB 외장하드가 들어있었지.
어제 찍은 영상을 전해주고 싶었던 거야.
하지만 끝내 찾지 못했어.

아직도 그 영상을 갖고 있단다.
가끔 혼자 틀어볼 때도 있어.
열두 개의 촛불을 밝힌 채 이별 노래를 부르는 식구들.
그때 이후로 내 카메라에는
별보다 사람이 더 많이 담겼던 것 같아.

하늘엔 셀 수 없이 많은 별이 있잖아.
그 별들을 우리는 그냥 딱 한 글자로 '별'이라 부른단 말이야.
만약에 누군가 하늘에서 우리를 보면 뭐라고 부를까?
지구에는 70억 명도 넘는 사람이 살고 있다지만
그냥 '사람'이라고 부르지 않을까?

너와 내가 따로 없고
나와 남이 따로 없는
그냥 사람이라고.

우리는 별이 빛나는 밤이라고 말하지만
하늘의 누군가는 이럴 거야.
사람이 빛나는 밤이라고.

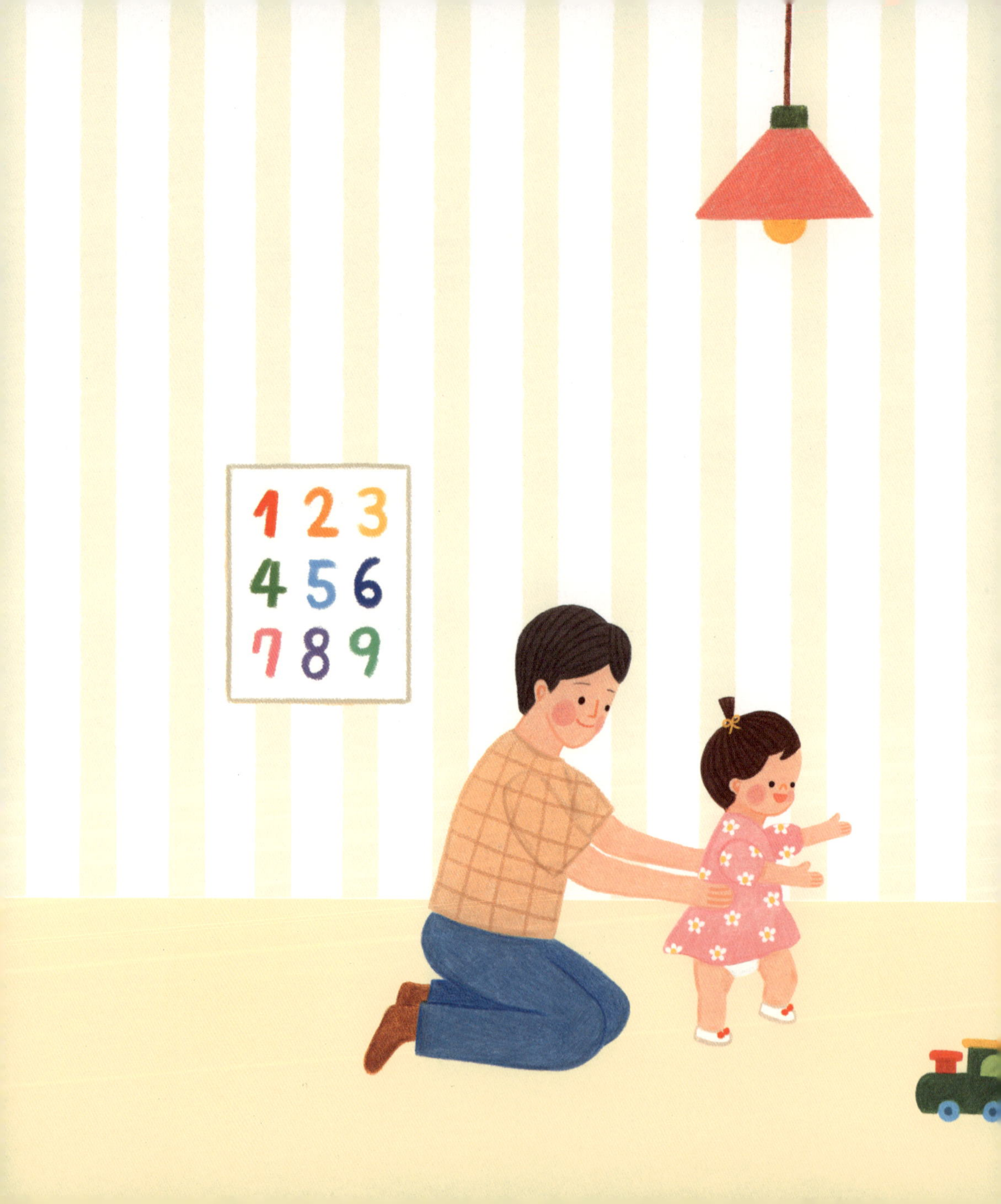

CHAPTER 3

**너는 네 인생의
선장이니까**

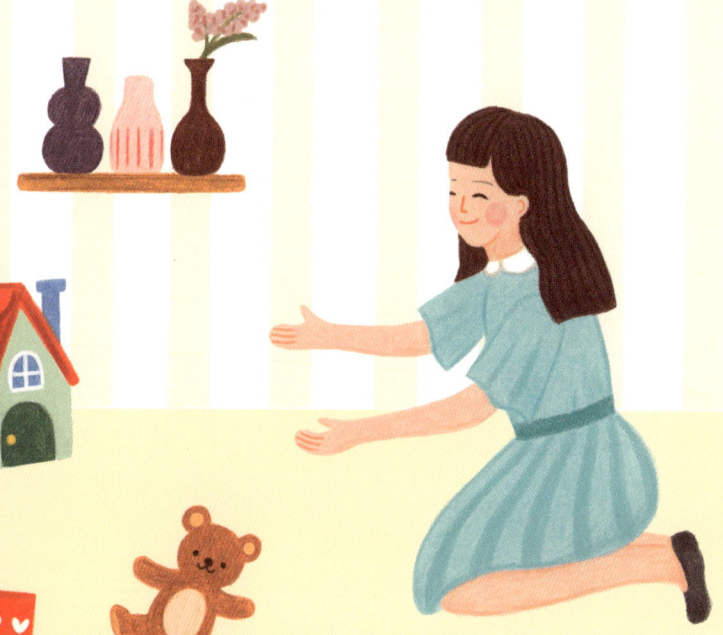

세상을 향해 우뚝 서는 이야기

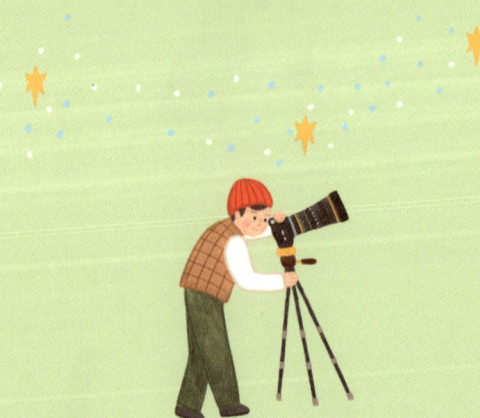

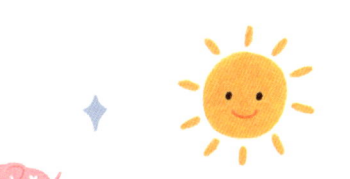
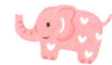
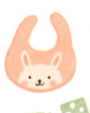

언젠가 네가 커서
세상의 파도 앞에 섰을 때
어릴 적
아빠가 들려준 이야기들이
너에게 길잡이가 되고
방패가 되어주길.

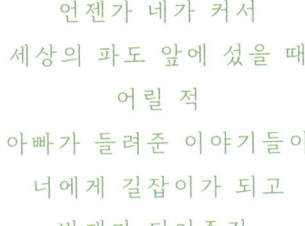

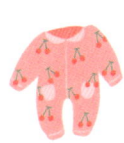

세 가지 힘

◆ ◆

머루는 나이가 많습니다.
사람으로 치면 할아버지뻘 되는 반려견입니다.
요즘 머루는 세 살 난 아기를 돌보는 일에 푹 빠져있습니다.

걸음마를 뗀 게 엊그제 같은데
아기는 틈만 나면 아장아장 잘도 걸어 다닙니다.
잠시 한눈파는 사이에 벌써 저만큼 가있습니다.

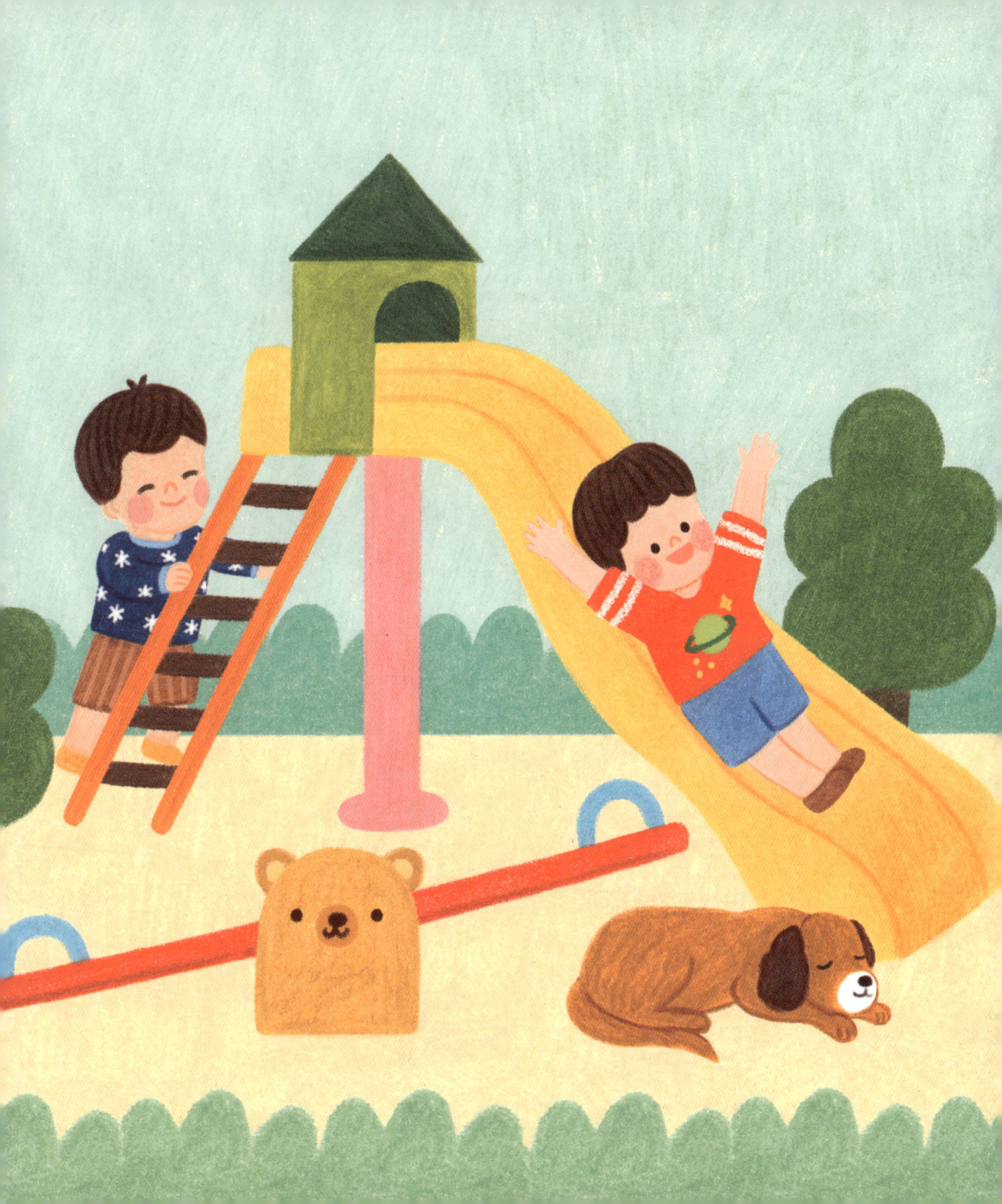

머루는 아기 옆에 바싹 붙어있어야 합니다.
집에서는 엄마가 아기를 돌보고
밖에서는 머루가 아기를 돌봅니다.

오늘은 아기가 처음으로 공원에 가는 날입니다.
멀리 보이는 놀이터를 향해 아기가 아장아장 걸어갑니다.
머루도 그림자처럼 아기를 따라갑니다.

오르막 내리막, 구불구불, 길이 만만치 않습니다.
아기는 안 넘어지려고 용을 씁니다.
그 모습을 지켜보며 머루는 생각합니다.

옳지, 옳지, 균형을 잘 잡아야지. 다리에 힘을 바짝 주고.
가고 싶은 곳까지 쭉 가려면
넘어지지 않는 힘을 배워야 할 거야.

아장아장 걸어가던 아기가 돌부리에 걸려 그예 넘어집니다.
아기는 울먹울먹, 사방을 둘러봅니다.
그 모습을 보며 머루는 또 생각합니다.

넘어져도 돼. 울어도 돼.
넘어지는 건 자연스러운 일이야.
그런데 그렇게 마냥 주저앉아 있을 거니?
혹시 또 넘어질까 봐 두려운 거야?
아니야, 넌 다시 일어날 거야.
넘어지지 않는 사람보다 더 강한 건
넘어질 때마다 다시 일어서는 사람이란다.

옳지, 일어났구나.
잘했어, 정말 잘했어.
넌 방금 일어서는 법을 배운 거야.

아기는 다시 일어나 또 아장아장 걸어갑니다.
어느새 놀이터에 도착했습니다.
그런데 또래 아기가 시소를 타다가 넘어져 울고 있습니다.
아기는 아장아장 걸어가 넘어진 아기를 일으켜 세웁니다.
그 모습을 바라보며 머루는 생각합니다.

멋지다, 너.
이제 너에게도 소중한 친구가 생기겠지.

사랑하는 사람, 같은 꿈을 꾸는 사람이 생길 거야.
그들이 넘어지고 쓰러질 때마다
넌 얼른 다가가 손을 내밀겠지.
그렇게 누군가를 일으켜 세우면서 알게 될 거야.
넘어진 누군가에게 내미는 손이 얼마나 따뜻한지.
누군가를 일으켜 세우는 힘이 얼마나 강한지.

머루는 흐뭇했습니다.
누가 가르쳐주지 않았는데도
아기는 오늘, 스스로 세 가지 힘을 배운 겁니다.

넘어지지 않는 힘
다시 일어서는 힘
일으켜 세우는 힘

아기는 방금 일으켜준 아기와 함께 미끄럼틀로 올라갑니다.
머루는 금세 친구를 사귄 아기를 바라보며
느긋하게 배를 깔고 엎드렸습니다.

거참, 나이 들수록 어린 친구들만 눈에 들어온단 말이야.

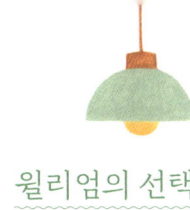

윌리엄의 선택

✦✦

어느 날, 성안으로 한 무리의 거지 소년들이 들어왔어.
얼마나 굶었는지 다들 뼈가 앙상해.
소년들은 골목골목 다니며 구걸을 했어.
그러다가 마음씨 좋은 마구간 주인을 만났단다.

배가 너무 고파요. 먹을 것 좀 나눠주세요.
마구간 주인은 소년들에게 죽을 퍼줬어.
그런데 한 소년은 죽 대신 다른 것을 구걸했지.

이 마구간을 청소하게 해주세요.
네 이름이 뭐냐?
제 이름은 윌리엄이에요.
왜 마구간을 청소하려고 하지?
마구간이 더러우니까요.
말끔히 청소하면 한결 나을 거예요.

다른 소년들은 죽을 배불리 먹고 떠났지만
윌리엄은 혼자 남아 마구간을 청소했단다.
밤늦도록 그 냄새 나는 마구간을 혼자 다 치운 거야.
주인은 기분이 좋아졌어.
마구간이 너무 깨끗해졌거든.
그날 밤 주인은 윌리엄에게 푸짐한 고기와 침대를 마련해줬단다.

내 밑에서 일해보지 않으련?
이튿날 주인이 윌리엄에게 말했어.
이제 윌리엄에게 먹을 수 있고 잠잘 수 있는 곳이 생긴 거야.
저기 저 마을 하수구가 너무 더러워요. 내일부터 치워야겠어요.
윌리엄이 마구간 맞은편에 있는 하수구를 가리키며 말했어.

너 혼자 저 하수구를 치우겠다고?
친구들이 도와주면 해낼 수 있을 거예요.
윌리엄은 함께 구걸하던 친구들을 다 불러 모았단다.
그리고 꼬박 사흘 동안 열심히 하수구를 청소했지 뭐야.
하수구를 청소했더니 냄새도 사라지고 얼마나 쾌적한지 몰라.

어느 날 성주가 말을 타고 지나가다 깨끗해진 하수구를 봤어.
누가 여길 이렇게 말끔하게 청소했느냐?
윌리엄이 성주 앞에 불려갔어.
정말 잘했구나. 너에게 큰 상을 내려주마.

그러자 윌리엄이 대답했단다.
성주님, 상은 제 친구들에게 내려주십시오.
그럼 넌 뭘 받고 싶으냐?
저는 그저 성 밖에 버려진 땅 한 뙈기만 있으면 됩니다.
저 바위투성이 쓸모없는 땅을 달라고? 얼마든지 가져도 좋다.

다음 날부터 윌리엄은 쓸모없는 땅을 일구기 시작했어.
큰 바위, 작은 바위, 돌투성이 땅이라 얼마나 힘든지 몰라.
하지만 윌리엄은 쉬지 않고 땅을 일궜단다.

친구들도 하나둘 모여들기 시작했지.
윌리엄과 함께라면 좋은 일이 생긴다는 걸 알았거든.
윌리엄과 친구들은 열심히 일군 땅에 씨앗을 심었어.
그해 가을, 성주와 병사들이 사냥하러 나가다가 윌리엄을 봤어.
쓸모없던 땅이 밭으로 바뀌었지 뭐야.
게다가 황금빛 곡식들이 쑥쑥 자라고 있잖아.
성주는 크게 감탄하며 윌리엄을 불렀어.
이번엔 정말 큰 상을 내려야겠구나.
원하는 걸 말해보렴.

성주님, 저는 무술을 배우고 싶습니다.
무술을 배우겠다고? 병사가 되고 싶은 모양이로구나.
성주는 성에서 가장 뛰어난 훈련대장에게 윌리엄을 데려갔단다.
이 소년을 뛰어난 병사로 만들어보시오.

윌리엄은 열심히 훈련했어.
아무리 힘들고 괴로운 훈련이라도 달게 받았지.
훈련대장이 윌리엄에게 말했어.
윌리엄, 너는 머잖아 뛰어난 전사가 될 거다.

그런데 몇 달 뒤에 큰일이 벌어졌어.
이웃 마을 성주가 병사들을 이끌고 쳐들어온 거야.
성주님, 대군이 밀려옵니다. 어서 피해야 합니다.
적군이 두 배나 더 많아서 싸워봤자 질 게 뻔하다는 거야.
그때 윌리엄이 나섰어.
성주님, 적들의 숫자가 아무리 많아도
성 위에서 싸우는 쪽이 유리합니다.
작전을 세워 적들을 물리쳐야 합니다.

하지만 아무도 애송이 병사의 말을 듣지 않았단다.
성을 버리고 후퇴하라.
성주의 명령이 떨어지자마자 피난 행렬이 줄을 이었어.
다들 살기 위해 성을 버리고 떠난 거야.

이제 성내엔 윌리엄과 친구들 몇 명만 남게 됐단다.
너희들도 어서 피해. 윌리엄이 말했어.
우리는 너와 함께 여기 남을 거야. 친구들이 대답했지.
윌리엄까지 모두 일곱 명,
일곱 명의 소년이 수백 명의 적군에 맞서 성을 지킬 수 있을까?

드디어 적군이 성을 에워싸기 시작했어.
월리엄과 친구들은 비장한 표정으로 활시위를 힘껏 당겼단다.
그때 적군 쪽에서 큰 목소리가 들려왔어.
고작 일곱 명을 상대로 싸우긴 싫다.
일대일로 싸우자. 누가 나오겠느냐?
월리엄이 더 큰 목소리로 대답했지.
내가 나가겠다.

친구들과 마지막 인사를 나눈 다음
월리엄은 큰 칼을 옆에 차고 성 밖으로 나갔어.
그러고는 적장을 향해 뚜벅뚜벅 걸어갔단다.
그런데 왠지 이상해.
가까이 갈수록 적장의 얼굴이 점점 낯익은 느낌이 들잖아.
월리엄은 깜짝 놀랐어.
아니, 훈련대장님!
적장뿐만 아니라 적군인 줄 알았던 병사들이 모두 아군이었던 거야.
그때 병사들이 옆으로 물러나고 성주가 나타났어.

성주는 말에서 내려 월리엄에게 다가왔단다.
월리엄, 나의 후계자가 되어주지 않겠느냐?

너에게 장차 이 성을 맡기고 싶구나.
윌리엄은 그제야 알았어.
이 모든 게 성주님의 계획이었구나.
맞아, 성주가 자신의 진정한 후계자를 찾고 싶어서
이런 대소동을 벌였던 거야.

갈 곳 없는 고아였던 윌리엄은 성주의 후계자가 되었고
친구들은 모두 윌리엄의 호위병으로 승진했단다.
그날 밤, 성내에 큰 연회가 벌어졌지.
친구들은 큰 목소리로 이렇게 말했어.
이봐, 윌리엄! 우린 끝까지 너의 선택을 믿을 거야.
윌리엄은 친구들과 어깨동무를 하고 함박웃음을 터뜨렸단다.

살아간다는 건, 끝없이 무언가를 선택하는 일인 것 같아.
그런데 무엇을 어떻게 선택할까?

오늘을 위한 선택이 있고
내일을 위한 선택도 있어.

나만을 위한 선택이 있고

모두를 위한 선택도 있지.

절망적인 상황이 닥쳤을 때
절망을 피해 달아나는 뻔한 선택이 있는가 하면
끝까지 절망을 거부하는 의외의 선택도 있겠지.

언제 어떤 선택을 하건
충분히, 깊게 생각해볼 필요가 있단다.

순간순간의 선택에 따라
사람의 인생과 운명이 끝없이 변하니까.

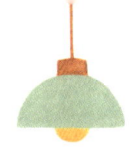

시간을 줍는 넝마주이

♦♦

온종일 시간을 줍고 다니는 넝마주이가 있었습니다.
커다란 바구니를 짊어지고
사람들이 흘리고 간 5분, 의미 없이 날려 보낸 5분을
하나하나 주워 담습니다.

넝마주이는 시간 부자입니다.
나이가 150살도 넘었지만
바구니 가득 넘치는 시간 덕분에 아직 끄떡없습니다.

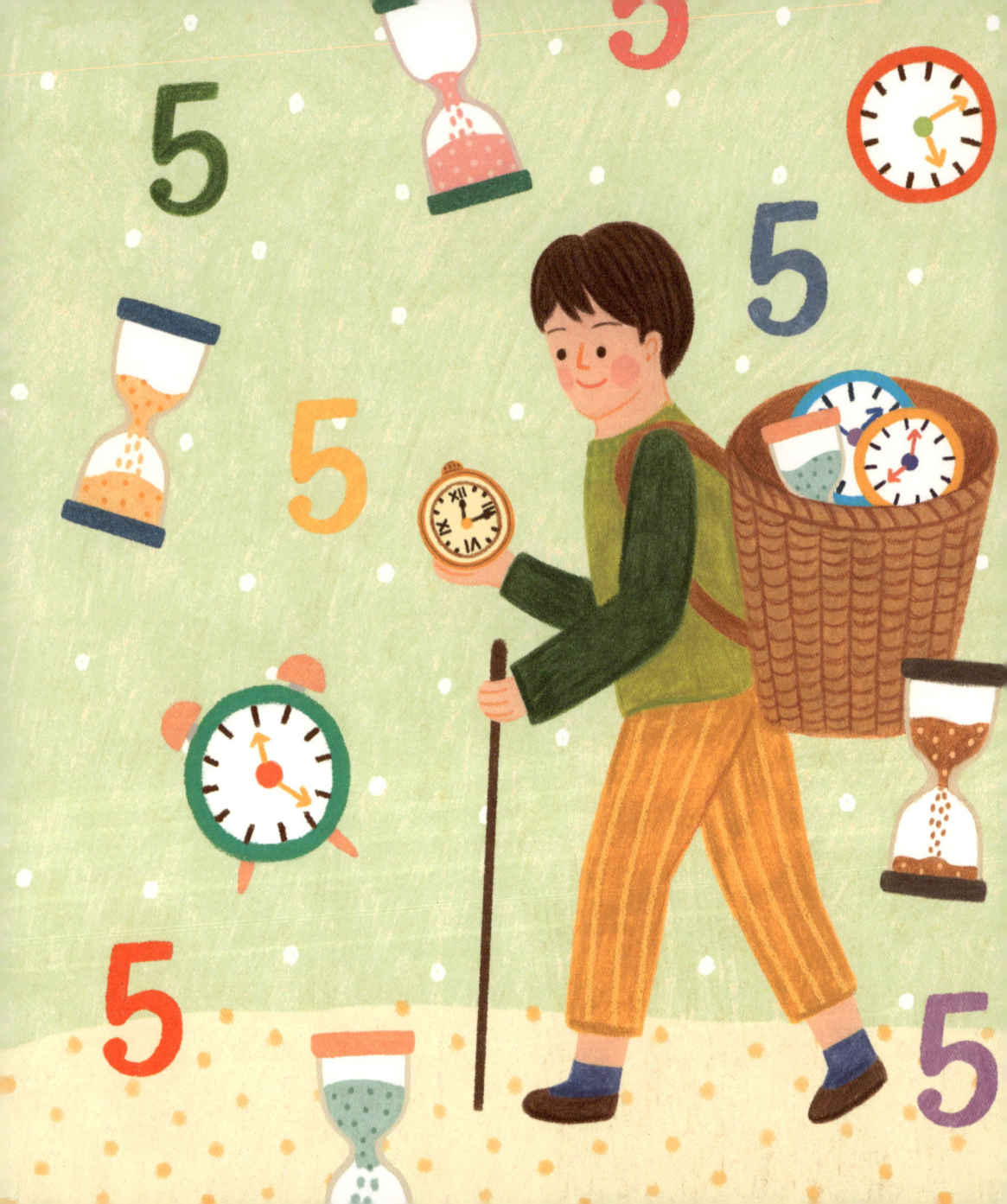

어느 날 문득 이런 생각이 들었습니다.
가만, 혹시 내가 흘린 시간은 없을까?
그러고 보니 시간은 참 많은데 무엇 하나 이룬 게 없었습니다.
넘쳐나는 시간 동안 넝마주이가 한 일이라곤
그저 남이 버린 5분을 줍는 것뿐이었습니다.

이런 식으로 영원히 살아봤자 무슨 소용이람?
넝마주이는 바구니에 담아둔 시간을
좀 더 의미 있는 일에 쓰기로 했습니다.
꼭 필요한 사람들에게 5분씩 나눠주기로 한 것입니다.

넝마주이가 처음 만난 사람은
화가 머리끝까지 나 있는 남자였습니다.
여자친구와 말다툼을 하다가 감정이 격해진 모양입니다.
남자가 화를 못 참고
여자친구에게 입에 담지 못할 악담을 퍼부으려는 순간
넝마주이가 잽싸게 움직였습니다.
바구니에서 5분을 한 줌 쥐어 남자에게 던진 것입니다.

남자는 갑자기 멍한 표정이 되어 생각에 잠기기 시작했습니다.

왜 화가 났을까? 내 마음이 왜 상처를 받았을까?
내가 화를 내면 우리 관계는 어떻게 될까?

5분은 짧지 않은 시간이었습니다.
남자의 거친 호흡이 잔잔해질 만큼 긴 시간이었습니다.
미안해. 내가 잠시 제정신이 아니었던 것 같아.
남자의 말에 여자친구의 표정도 살짝 녹아내리는 것 같았습니다.

좋아, 썩 괜찮은 5분이었어.
넝마주이는 처음으로 보람을 느꼈습니다.
이거 재밌는걸? 또 누구한테 5분을 나눠줄까?

두 번째로 만난 사람은 마감에 쫓기고 있는 작가였습니다.
오늘까지야, 오늘까지는 꼭 원고를 넘겨야 해.
하지만 너무 조급한 나머지 문장이 하나도 안 떠올랐습니다.
넝마주이는 바구니에서 5분을 한 줌 쥐어 작가에게 던졌습니다.

작가는 갑자기 등받이에 푹 기대고 앉아 눈을 감았습니다.
그래, 마음 편한 날에는 1시간 만에 몇 페이지씩 쓰기도 했지.
지금 필요한 건 시간이 아니라 그때 그 편안한 마음일지도 몰라.

작가는 5분 동안 명상에 잠겼습니다.
5분이란 참 묘한 시간이었습니다.
그렇게 초조해하던 작가가 갑자기 마음의 여유를 되찾을 만큼.

세 번째로 만난 사람은 참 나쁜 생각을 하고 있었습니다.
다리 위에서 강물로 뛰어들 준비를 하고 있었던 겁니다.
넝마주이는 허겁지겁 5분을 꺼내 던졌습니다.

다리 위에 서 있던 사람이 갑자기 하늘을 쳐다봤습니다.
하늘이 참 맑구나.
문득 살아온 날들, 사랑하는 얼굴들이 하나하나 떠올랐습니다.
이제 더는 할 수 있는 일이 아무것도 없다고 생각했는데
그게 아닌 것 같았습니다.
맞아, 아무것도 할 수 없다는 건
무엇이든 다 할 수 있다는 뜻이기도 하지.

5분이라는 시간이 아주 길지는 않았습니다.
하지만 남자가 난간에서 다시 천천히 내려오기까지는
5분으로도 충분했습니다.

넝마주이는 신나게 돌아다녔습니다.
바구니에 담긴 5분의 조각들이 그냥 자투리 시간이 아니라
어쩌면 마법의 시간일지도 모른다고 생각했습니다.
넝마주이는 종일 돌아다니다 놀이터에서 한 아이를 만났습니다.
5분을 나눠줄까, 말까?
넝마주이는 관두기로 했습니다.
아이는 이미 하루를 가득 채워가며 살고 있었기 때문입니다.
그 대신 아이에게 이런 이야기를 들려주었습니다.

얘야, 5분 동안 우리가 할 수 있는 일이 뭐가 있을까?
한 시간도 아니고
10분도 아니고
그냥 딱 5분 동안.

노래 한 곡 듣고
한 편의 시를 읽고
행복한 상상도 할 수 있지.

미뤄둔 청소도 하고
흙 묻은 손도 씻어보고

신발 정리도 해보는 거야.
하루는 5분이라는 벽돌로 지은 성이란다.
하고 싶은 일, 꿈꾸던 일들을
매일매일 5분씩 나눠서
가득가득 채울 수 있다면
언젠가 너만의 멋진 성을 갖게 될 거야.

주어진 5분
어쩌면 그냥 흘려보낼 수도 있는
그 소중한 5분을 가득 채우는 습관
하루의 주인이 되는 참 좋은 습관이란다.

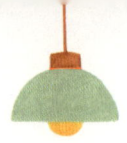

엉클곰의 뒷모습

♦ ♦

강원도 어느 산골에서 몇 주일을 보낸 적이 있습니다.
첫째가 유치원에 들어가고 둘째는 따라가겠다며 울고
막내는 걸음마를 시작할 즈음이었죠.
글을 써서 세 아이를 키울 수 있을까
다른 일을 찾아봐야 하지 않을까
글쓰기 말고 내가 할 수 있는 게 뭘까
온갖 걱정으로 뒤척이던 시절이었습니다.

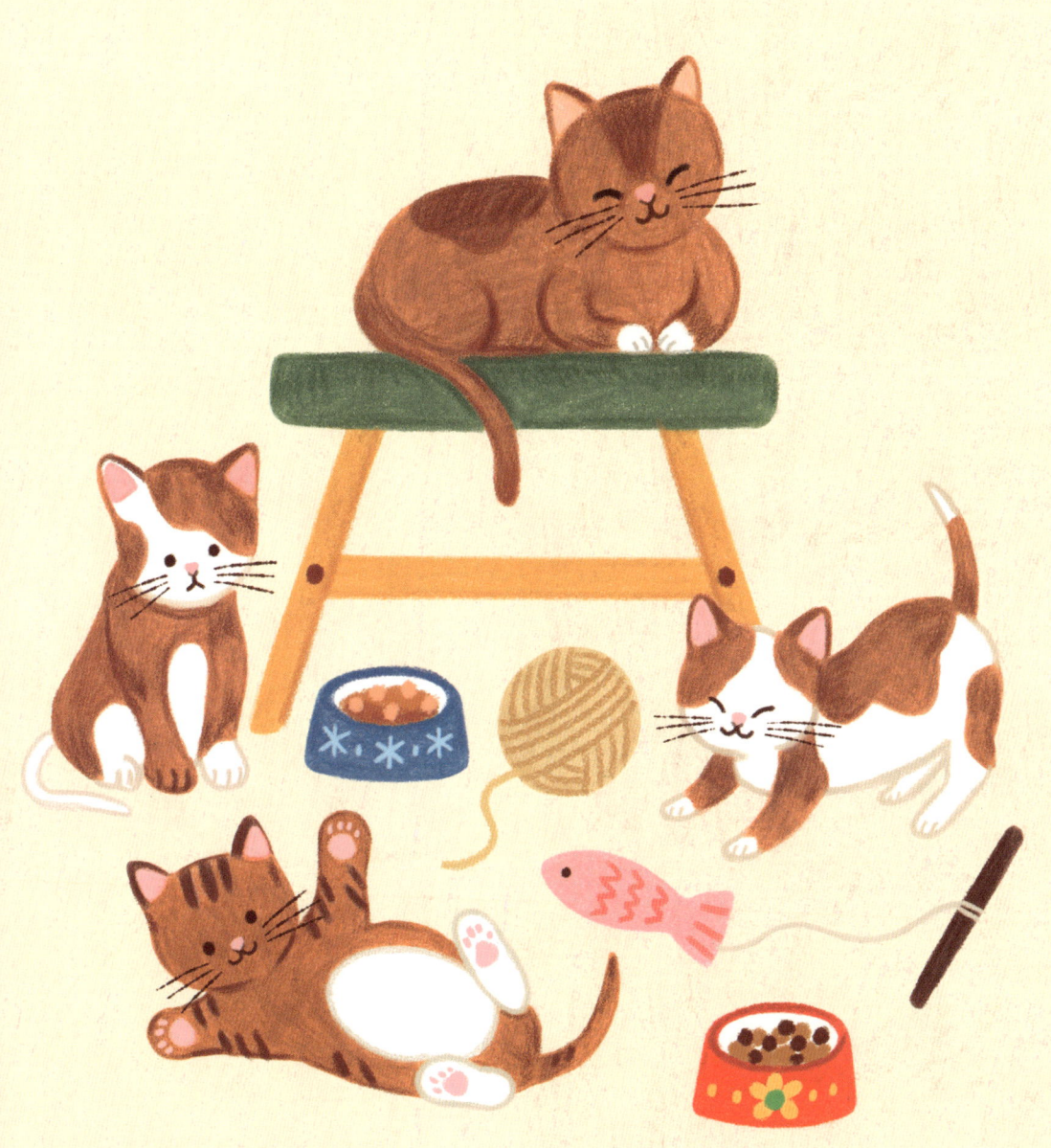

"작품 끝내기 전까지는 절대 안 돌아올 거야."
그렇게 아내에게 세 아이를 턱 맡기고 혼자 산골 마을로 들어간 겁니다.
숲이 깊고 물이 맑은 곳이었습니다.
바람이 불 때마다 솔 향기가 걸쭉하게 묻어왔습니다.
그 옛날 걱정 없던 시절의 추억들이 숲 냄새에 솔솔 섞여 있었습니다.

밤낮으로 글을 쓰고 지우고 하던 어느 새벽
창밖에서 고양이 울음소리가 들려왔습니다.
쓱 내다봤더니 갈색 고양이 한 마리가
빤히 올려다보고 있었습니다.
그런가 보다 하고 다시 책상 앞에 앉았는데
이번엔 여러 마리가 합창으로 울어대는 것이었습니다.
갈색 고양이 옆에 손바닥만 한 새끼들이 꼬물거리고 있었습니다.
하나, 둘, 셋……, 어쩌자고 셋이나 낳았니.

가만 보니 어미 배가 홀쭉했습니다.
잘 먹어야 젖이 나올 텐데, 이거 참.
녀석들의 애타는 시선을 외면할 만큼 모질지 못한 탓에
냉장고 문을 열어젖혔습니다.
참치 통조림 세 개, 소시지 반 개, 쥐포 두 장…….

아낌없이 베풀기로 했습니다.
지금 와서야 얘긴데 그때 그러지 말아야 했습니다.
그날 이후 밤낮으로 고양이 칭얼대는 소리에 시달리기 시작한 겁니다.

나는 어쩔 수 없이 고양이 끼니까지 챙겨야 했습니다.
읍내에 나가 장을 봐올 때마다 고양이 몫이 절반을 차지했습니다.
그런데 하루는 텃밭 주인이 나를 불렀습니다.
덩치가 곰처럼 커서 엉클곰이라 불리는 중년 사내였죠.
모르긴 몰라도 젊었을 땐 싸움깨나 했을 것 같은 느낌이었습니다.

고양이, 밥 주지 마쇼.
왜요?
버릇되니까.
새끼들이 아직 너무 어리던데…….
암튼 주지 마쇼. 제힘으로 살아남아야지.
엉클곰 얼굴이 점점 사납게 일그러지는 바람에
슬그머니 고개를 돌렸습니다.

그날 밤 천둥이 치고 폭우가 쏟아졌습니다.
빗소리 사이사이로 고양이 울음소리가 들려왔습니다.

나는 이불을 뒤집어쓰고 귀를 막았습니다.
그래도 소리가 멈추지 않았습니다.
꼬물꼬물 어린 것들이 눈에 밟혀 잠을 이룰 수 없었습니다.
에이, 씨.
이불을 박차고 나갔습니다.
하지만 고양이 가족은 보이지 않았습니다.
비를 쫄딱 맞아가며 둘러봤지만 끝내 찾을 수 없었습니다.

방으로 돌아와 아내에게 전화를 걸었습니다.
글 잘 돼요?
그럭저럭. 애들은?
다 자요. 거기도 비 와요?
많이 와. 애들 아픈 데 없지?
걱정도 팔자셔.
미안해.
갑자기 왜?
그냥.

이튿날 아침, 비가 그친 뒤에야 다시 고양이 울음소리가 들려왔습니다.
갈색 어미 곁에 하나, 둘, 셋, 다들 멀쩡했습니다.

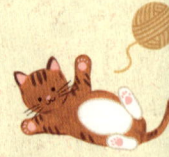

꽁치 통조림을 열어 동그랑땡을 만들어줬습니다.
네 마리가 한꺼번에 달려들어 정신없이 먹기 시작했습니다.

그날 오후, 이장 댁에 가서 공구함을 빌려왔습니다.
그러고는 한나절 뚝딱거려 간신히 고양이 집을 만들었습니다.
그건 또 뭐요!
등 뒤에서 엉클곰의 성난 목소리가 들려왔습니다.
고양이 집입니다.
거참, 하지 말라니까!
딱하지도 않습니까?
살아있는 건 모조리 딱한 법이지, 뭐.

그 한 마디에 가슴이 먹먹해졌습니다.
'딱한 것들끼리 좀 돕고 살면 안 됩니까?'
이 말이 입안에서만 맴돌았습니다.

그날 밤, 엉클곰의 집에서 요란한 소리가 들려왔습니다.
술에 취해 부인과 다투는 것 같았습니다.
가만히 들어보니 엉클곰이 부인에게 일방적으로 혼나는 중이었습니다.
자식이 없어 둘만 서로 의지해서 살아가는 부부였습니다.

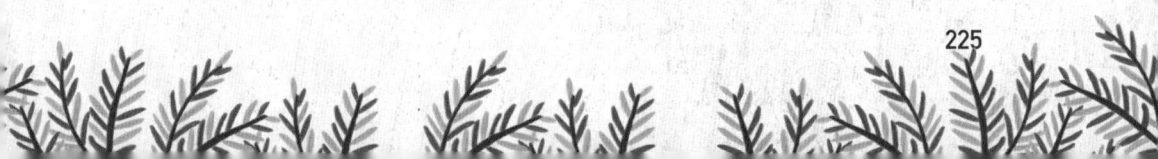

거대한 엉클곰이 작고 가녀린 부인에게 속수무책으로 밀리는 걸 보면
그만큼 미안한 게 많다는 뜻일 수도 있겠죠.
아무튼 내 속이 다 시원했습니다.

그런데 잠시 후 엉클곰이 소리를 지르며 밖으로 뛰쳐나왔습니다.
그러고는 다짜고짜 고양이 집을 부서뜨리는 것이었습니다.
내 가슴이 다 부서지는 것 같았습니다.

고양이들은 무사할까?
다행히 고양이 가족은 집에 없었습니다.
마음 같아서는 달려 나가 엉클곰과 한판 붙고 싶었지만
솔직히 겁이 났습니다.
그날따라 엉클곰의 주먹이 바위처럼 크고 더 단단해 보였습니다.
엉클곰은 고양이 집을 박살 내고도 분이 안 풀렸는지
짐승처럼 괴성을 질렀습니다.
그러고는 바닥에 주저앉아 흐느끼기 시작했습니다.
울고 있는 뒷모습이 참 못나 보였습니다.

그날 이후 고양이 가족은 영영 자취를 감추었습니다.
무지막지한 엉클곰을 피해 멀리 달아난 것 같았습니다.

나도 산골의 한적하고 무심한 풍경이 싫어졌습니다.
글도 잘 안 되고 애들도 보고 싶고……
나는 온종일 핑곗거리를 찾고 있었습니다.

장맛비가 추적추적 내리던 날
나는 그예 산골 마을을 떠나기로 했습니다.
트렁크에 짐을 다 실은 다음
이웃 어른을 찾아다니며 작별 인사를 했습니다.
엉클곰은 보이지 않았습니다.
어쨌든 그 작자한테는 인사할 생각이 없었습니다.

차를 몰고 마을을 벗어날 즈음
다시 장대비가 쏟아지기 시작했습니다.
앞이 안 보일 정도였습니다.
엉금엉금 기다시피 해서 철길 근처에 다다랐을 때
믿기지 않는 장면이 펼쳐지고 있었습니다.

쏟아지는 빗속에서 갈색 어미 고양이가 야옹야옹 애타게 울며
새끼들을 부르고 있었습니다.
새끼 한 마리는 도로 위에서

또 한 마리는 갓길에서 비에 젖은 채 오들오들 떨고 있었습니다.
나머지 한 마리는 철로 사이에 빠져 허우적거리고 있었습니다.
트럭이라도 지나가면 끔찍한 일이 벌어질 것 같았습니다.
나는 당장 차를 멈추고 달려가려다 멈칫하고 말았습니다.
빗속에서 누군가 새끼 고양이들을 하나하나 주워 안고 있었습니다.

엉클곰이었습니다.
그는 철로 사이에 빠진 녀석까지 모두 구출한 다음
마지막으로 어미를 품에 안았습니다.
그러고는 외투를 벗어 고양이 가족을 감싸 안고는
뚜벅뚜벅 걷기 시작했습니다.
폭우를 뚫고 걸어가는 그의 거대한 뒷모습이 산처럼 느껴졌습니다.

나는 아내와 세 아이가 몸서리치게 그리워졌습니다.
글 쓴다는 핑계로 이제껏 단 한 번도
가족을 산처럼 넉넉히 품어주지 못했다는 생각에
애꿎은 가속페달만 꾹 밟았습니다.

산골 마을을 다시 찾은 것은 이듬해 봄이었습니다.
엉클곰의 너른 마당에 젊은 고양이 세 마리가

펄쩍펄쩍 뛰어놀고 있었습니다.
갈색 어미는 평상 아래 엎드린 채 늘어지게 하품을 하고
한쪽에서는 엉클곰의 아내가 콧노래를 부르며
빨래를 너는 중이었습니다.
엉클곰은 마당 한구석에 쭈그리고 앉아
고양이 먹이를 준비하고 있었습니다.

글이 막히거나 사는 일이 막힐 때면,
요즘도 그 산골 마을을 더러 찾곤 한답니다.

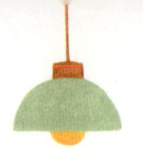

살 빠지는 약

뚱치라는 사냥개가 있었는데 살이 너무 쪄서 고민이야.
새끼 땐 꽤 날씬했는데 자라면서 점점 살이 찌더니
이젠 풍선처럼 돼버렸지 뭐야.
뚱치는 떠돌이처럼 그냥 시장 구석구석이나 어슬렁거리며
하루하루 살아가고 있었어.

하루는 어떤 약장수가 신기한 약을 들고 시장에 나타났단다.
"자자, 여러분! 날씬해지고 싶지 않으세요?

여기 하늘이 내려준 기적의 명약이 있습니다.
아무리 뚱뚱한 사람도 이 약 한 알만 먹으면 사흘 만에 날씬해진답니다!"
저런 말을 누가 믿을까 싶었는데, 글쎄 구경꾼들이 우르르 몰려들잖아.
약은 불티나게 팔렸어.

'저 약을 훔쳐 달아날까?'
뚱치는 늘씬하고 날렵한 사냥개가 되고 싶었어.
아닌 게 아니라 잘만 하면
약장사 몰래 약봉지를 슬쩍할 수도 있을 것 같단 말이야.
뚱치는 약장수가 늘 차 안에서 잠을 잔다는 것까지 알아냈어.

밤에 살금살금 다가갔더니 글쎄 뒷문이 살짝 열려 있지 않겠어?
약장수가 문 잠그는 걸 깜빡한 모양이야.
뚱치는 가슴이 쿵쿵 뛰기 시작했어.
문틈으로 큼지막한 약봉지가 보였거든.
훔칠까 말까? 훔칠까 말까?
뚱치는 속으로 한참 갈등하다가 마침내 문틈으로 고개를 쏙 들이밀었지.
바로 그때였어.
갑자기 뒤에서 누가 약봉지를 휙 낚아채더니 냅다 도망치기 시작한 거야.

컹컹, 뚱치는 도둑을 쫓기 시작했어.
사냥개의 본능을 유감없이 발휘할 순간이 온 거야.
하지만 달리기가 문제야. 느려도 너무 느리잖아.
솔직히 뚱뚱해진 뒤로는 제대로 달려본 적이 없단 말이야.
그나마 다행인 건 도둑도 그다지 빠르진 않다는 거야.
몸집이 엄청나게 뚱뚱했거든.
하기야 그러니까 약을 훔쳤겠지.

도둑은 골목을 지나 시장을 가로지른 다음 공원 뒷길까지
정말 죽기 살기로 달렸어.
풍선처럼 빵빵한 개가 미친 듯이 쫓아오는데 어떡해.
컹컹, 컹컹! 뚱치도 어지간해선 포기하지 않을 기세야.
자기가 훔치려 했던 약을 도둑맞았으니
지구 끝까지 쫓아가서라도 잡아야 하지 않겠어?

도둑은 골목길을 요리조리 빠져나와 대로를 가로지르고
다시 골목으로, 시장으로, 번화가로 얼마나 달렸는지 몰라.
하지만 뚱치와의 거리는 조금도 벌어지지 않았어.
둘 다 엄청 느리긴 했지만 그래도 추격전은 추격전이야.

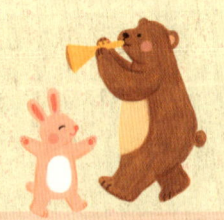

도둑은 어느새 도시를 벗어나 논둑길로 들어섰어.
진흙탕에 발이 빠지기도 하고
가파른 언덕을 기어오르기도 하면서 쉬지 않고 달린 거야.
"제발 그만 쫓아와라. 그만 좀!"
암만 소리쳐도 뚱치는 컹컹 짖어대며 미친 듯이 뒤쫓았어.
이때까지만 해도 뚱치는 추격전이 얼마나 길어질지 전혀 짐작도 못 했지.
저 뚱뚱한 도둑이 도망치면 얼마나 도망칠까 얕잡아봤거든.
하지만 추격전은 상상했던 것보다 훨씬 길게 이어졌단다.

밤이 지나고 아침이 밝아 와도 추격전은 계속됐어.
하루, 이틀, 사흘이 지나도 마찬가지야.
중간에 도둑이 잠시 쉬면 뚱치도 쉬고
도둑이 샘물을 마시면 뚱치도 개울가에서 목을 축였어.
쫓기는 쪽이나 쫓는 쪽이나 둘 다 지치긴 마찬가지였거든.
양쪽 다 그렇게 기운을 차려가며 추격전을 계속 이어간 거야.

"도대체 언제까지 쫓아올 거야!"
컹컹, 컹컹!
그나저나 시간이 얼마나 지났을까? 며칠? 몇 주일? 몇 달?
길고 지루한 추격전도 이제 서서히 막바지에 이른 것 같아.

왜냐하면 도둑이 절벽까지 내몰렸거든.
길을 잘못 드는 바람에 절벽 끝에 서게 된 거야.
뚱치는 가쁜 숨을 내쉬면서 천천히 다가갔어.

"오지 마, 오지 마!"
도둑이 슬슬 뒷걸음질을 치려는데 뚱치가 먼저 몸을 날렸어.
이제야 도둑을 잡게 된 거야.
어, 그런데 뭔가 허전해. 왠지 하늘을 나는 것 같잖아.
맞아. 도둑과 뚱치, 둘 다 절벽에서 떨어지고 있었어.

절벽 아래 강이 흐르고 있어서 천만다행이었지 뭐야.
뚱치는 허우적허우적 열심히 헤엄을 쳤어.
그때 아주 난감한 상황이 벌어졌어.
저만치 강물 위로 약봉지가 둥둥 떠내려가고 있었거든.
그리고 반대쪽에는 도둑이 허우적거리고 있었어.
딱 봐도 헤엄을 전혀 못 치는 것 같아.
'어떡하지? 어떡하지?'
뚱치는 약봉지와 도둑을 번갈아 보며 얼마나 갈등했는지 몰라.

잠시 후 뚱치와 도둑은 나란히 강기슭에 누워 숨을 헐떡거렸어.

뚱치가 약봉지를 포기하고 도둑을 구해낸 거야.
자기도 왜 그랬는지 몰라.
물에 빠진 사람을 구하는 게 사냥개의 본능인가 싶기도 했지.
도둑은 저 멀리 둥둥 떠내려가는 약봉지를 보며 한숨을 푹푹 내쉬었어.
'이게 다 네 놈 때문이야!'
뚱치한테 화를 내고 싶었지만 솔직히 자길 구해준 것도 뚱치잖아.
'그나저나 이 녀석 왜 이렇게 날씬해졌지?'
아무래도 뚱치가 좀 변한 것 같단 말이야.
처음 자기를 뒤쫓을 때하고는 전혀 딴판이거든.
뚱치도 같은 생각이었어.
'이 도둑놈이 왜 이렇게 날씬해졌지?'

도둑과 뚱치는 나란히 강물에 얼굴을 비춰봤어.
그러고는 둘 다 깜짝 놀랐지 뭐야.
풍선처럼 빵빵하고 뚱뚱했던 옛 모습은 어디 가고
아주 날렵한 날씬이들만 보이잖아.
"약도 안 먹었는데 왜 이렇게 됐지?"
약은 무슨, 둘 다 그렇게 쉬지 않고 달렸으니 살이 빠질 수밖에.
아닌 게 아니라 몸도 가뿐하고 예전보다 훨씬 강해진 것 같단 말이야.
게다가 자신감도 막 생기는 것 같아.

도둑은 히죽히죽 웃으며 뚱치를 쓰다듬어줬어.
뚱치도 그 손길이 아주 싫진 않아.
어쩌면 쫓고 쫓기는 동안 둘 사이에 정이 든 건지도 몰라.
도둑과 뚱치는 나란히 길을 떠났어. 앞으로 어떻게 살아갈까?
아직은 잘 모르겠지만, 도둑은 뭔가 새로운 삶을 살아보고 싶어졌어.
그건 뚱치도 마찬가지야.
몸이 이렇게 날씬해졌으니 사냥도 잘할 수 있을 것 같단 말이야.
땅거미 내리는 들판 위로
두 친구의 날씬한 그림자 길게 깔리기 시작했단다.

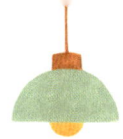

유령마을에서 생긴 일

황야를 떠돌던 젊은이가 모래폭풍을 만났습니다.
그는 모래폭풍을 피해 어떤 마을로 들어섰습니다.
마을 입구에 이상한 팻말이 세워져 있었습니다.

'여기는 유령마을이니 돌아가시오.'

썩 내키진 않았지만
젊은이는 모래폭풍에 밀려 마을로 들어설 수밖에 없었습니다.

정말 아무도 살지 않는 마을이었습니다.
젊은이는 무너져 가는 여관 건물로 들어갔습니다.

으악, 유령이다!
그는 비명을 지르며 뛰쳐나왔습니다.
까만 눈동자에 파란 얼굴을 한 유령이 괴상한 소리를 내며 쫓아왔습니다.
사람 살려!
젊은이는 맞은편 보안관 사무실로 뛰어 들어갔습니다.
하지만 거기엔 유령이 둘씩이나 있었습니다.
그는 또 비명을 지르며 뛰쳐나왔습니다.

설마 했는데, 진짜 유령마을이었던 겁니다.
쇠스랑을 든 유령, 머리를 산발한 유령, 해골 모양의 유령.
얼른 빠져나가야지. 마을을 벗어나야 해!
젊은이는 마구 달렸습니다.
하지만 모래폭풍이 앞을 가렸습니다.
이러지도 저러지도 못하고 갈팡질팡하던 그는
엉겁결에 외양간으로 뛰어들었습니다.
그러고는 짚 더미에 파고들어 몸을 숨겼습니다.
다행히 거기까지는 유령들이 들어오지 않았습니다.

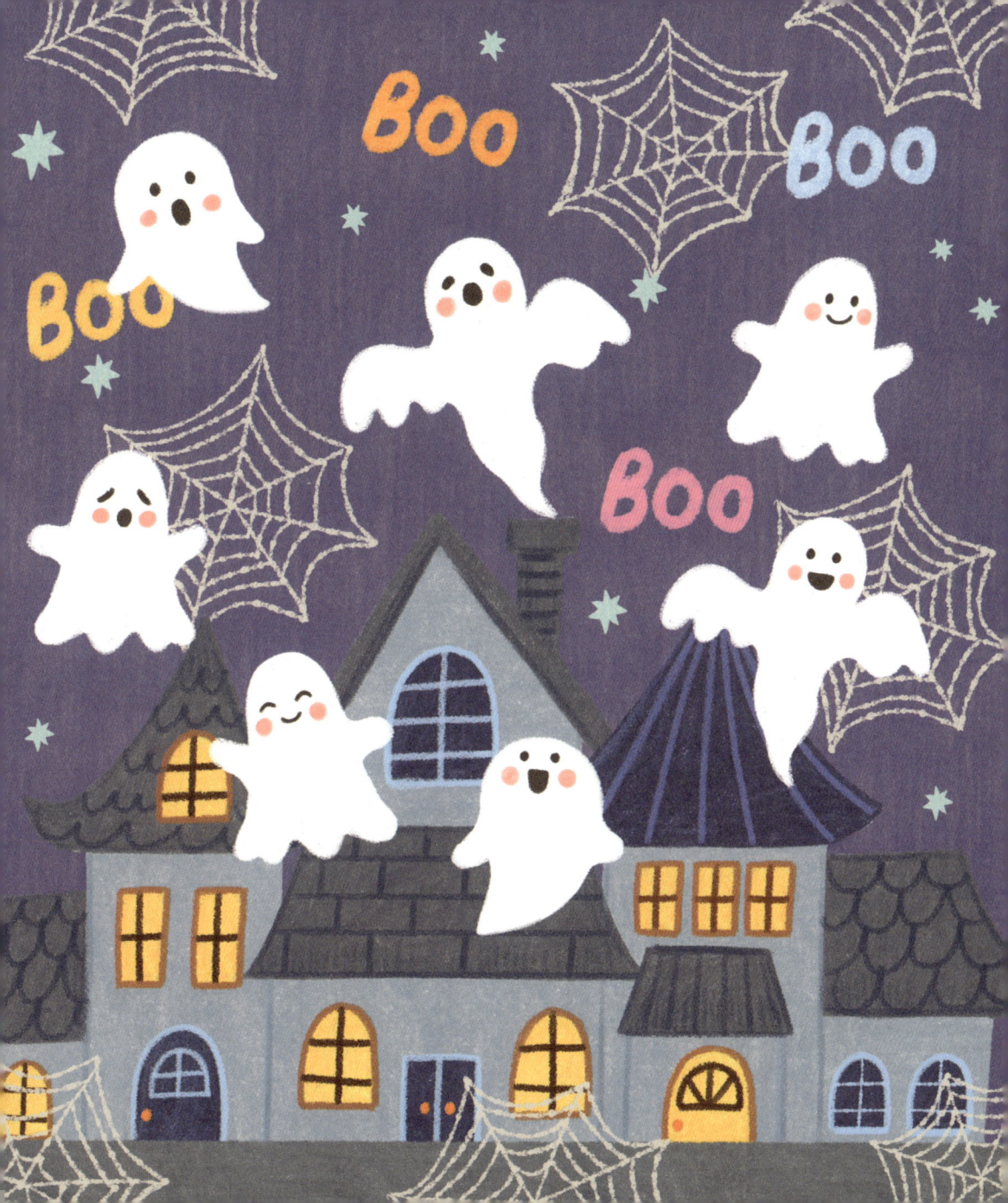

젊은이는 외양간 짚 더미 속에 꼬박 사흘을 숨어있었습니다.
배는 홀쭉해지고, 눈은 움푹 파였습니다.
이러다간 나도 유령 꼴이 되고 말 거야.
그는 오기가 생겼습니다.
죽을 때 죽더라도 실컷 먹고 죽어야겠다는 생각이 들었습니다.
그래, 여관 한구석에 밀가루 포대가 있었지.

젊은이는 외양간에서 걸어 나왔습니다.
그리고는 비틀비틀 굶주린 몸을 이끌고 여관으로 향했습니다.
문을 열자마자 다시 유령이 나타났습니다.
그는 눈을 질끈 감았습니다.
어차피 다리에 힘이 빠져 도망칠 수도 없었습니다.
그런데 아무 일도 벌어지지 않았습니다.
유령은 살아있는 사람에게 어떤 해코지도 할 수 없었습니다.
그는 실눈을 뜨고 유령을 바라봤습니다.
유령은 무척 당황한 눈치였습니다.

젊은이는 밀가루 포대를 들고 식당으로 들어갔습니다.
화덕에 불을 지피고 밀가루 반죽으로 빵을 구웠습니다.
젊은이가 빵을 뜯어 먹는 동안 유령들은 빙 둘러서서

구경만 하고 있었습니다.
빵을 배불리 먹은 다음
젊은이는 유령들을 하나하나 바라보기 시작했습니다.

아직도 약간은 무서웠지만
바라보면 바라볼수록 견딜 만하다는 느낌이 드는 것이었습니다.
넌 우리가 안 무서우냐? 나이 많은 유령이 물었습니다.
무섭지만 어쩌겠어요? 나도 살아야겠는걸.

젊은이는 밖으로 나가 허물어져 가는 마을을 둘러봤습니다.
몇몇 유령들은 아직도 미련을 못 버렸는지
무시무시한 표정을 지으며 그에게 달려들었습니다.
하지만 젊은이는 피하지 않고 유령들을 쳐다봤습니다.
그러자 유령들은 잔뜩 실망한 표정으로 흩어졌습니다.

이 마을을 되살려볼까?
떠돌이 생활에 지친 젊은이는 보금자리가 절실했습니다.
그는 우선 자기가 살 집부터 고치기 시작했습니다.
해야 할 일이 산더미 같았지만
그는 막연해하지 않기로 했습니다.

그저 눈앞에 닥친 일만 하나씩 해나가기로 한 것입니다.

건물 기둥을 다시 세우고, 텃밭도 일구고, 외양간도 고쳤습니다.
무너져 가던 마을이 점점 살아나기 시작했습니다.
젊은이는 초원으로 나가 닭이며 돼지, 양들을 잡아왔습니다.
마을에 커다란 가축 울타리가 생겼습니다.

유령들은 마을 지붕 위에 나란히 앉아
젊은이가 일하는 모습을 물끄러미 바라볼 뿐이었습니다.
이따금 눈이 마주칠 때마다
젊은이는 활짝 웃으며 손을 흔들기까지 했습니다.
이제 여길 떠날 때가 됐나 봐.
그러게. 여기서 오래오래 머물 줄 알았는데 아쉽군.
그날 밤, 유령들은 소리 없이 마을을 떠났습니다.

세월이 흘렀습니다.
한때 유령마을이었던 곳이 몰라보게 변했습니다.
사람들이 북적이고 아이들 웃음소리가 끊이지 않았습니다.
그리고 젊은이에겐 사랑하는 아내와 소중한 딸이 생겼습니다.
이따금 비가 오고 천둥이 칠 때마다

젊은이는 두려워하는 딸을 꼭 안아주며 이렇게 말하곤 했습니다.

눈을 뜨고 똑바로 바라보렴.
처음엔 두렵지만 바라볼수록 조금씩 나아진단다.
바라봐야 할 때 바라보지 않으면
두려움은 점점 커져.

실눈을 뜨고 바라봐.
그리고 조금씩, 조금씩 눈을 크게 떠보렴.
두 눈 부릅뜨고 바라보면 점점 만만해진단다.
그러다 어느새 마음이 편해지는 순간이 올 거야.
그래, 마음 편해진 만큼 넌 강해지겠지.

슬픔, 괴로움, 잔뜩 쌓인 걱정거리도 마찬가지야.
외면하지 말고 바라봐야 해.
한 발짝 물러서서 물끄러미 바라보렴.
마치 남의 일처럼 무심하게, 멍하니 바라보는 거야.
그런다고 뭐가 달라질까 싶겠지?
달라지는 게 있어.
가슴을 짓누르던 바위의 무게가 조금씩 가벼워져.

그리고 점점 익숙해지다가 나중엔 우스워질 거야.

그러다 보면
나뭇가지에 잎이 돋아나듯
네 안에 숨어있던 힘들이 하나둘씩 돋아난단다.

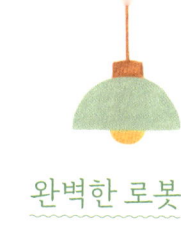

완벽한 로봇

✦✦

피터네 집에도 로봇이 하나 생겼습니다.
똑똑하고, 말 잘 듣고, 일 잘하는 로봇입니다.
얼마나 일을 잘하는지 어디 한 번 볼까?
피터의 엄마는 로봇에게 저녁 식사를 부탁했습니다.

로봇은 40분 만에 식탁을 차려냈습니다.
군침 도는 닭요리에 싱싱한 샐러드,
구운 감자에 구수한 수프까지 정말 완벽한 식사였습니다.

식구들이 맛있게 식사하는 동안 로봇은 디저트를 준비했습니다.
다들 디저트를 먹는 동안
로봇은 주방에서 나와 거실까지 말끔하게 치워놨습니다.
피터 방에 어질러놓은 장난감도 깔끔하게 정리했습니다.
엄마는 손뼉을 치며 기뻐했습니다.
어머, 정말 완벽한 로봇이야.

로봇은 잠잘 필요가 없어서 밤에도 일만 했습니다.
구석구석 찢어진 벽지도 새로 바르고, 천장도 수리하고,
욕실 배수구도 뻥 뚫고, 변기도 반짝반짝 닦았습니다.
그뿐만이 아닙니다.

강아지 산책이며 아기 돌보기, 장보기, 고지서 처리까지
로봇이 다 알아서 척척 해냅니다.
밤에는 피터와 함께 게임도 하고 잠들 때까지 책도 읽어줍니다.
피터는 로봇의 손을 꼭 잡으며 말했습니다.
고마워, 넌 세상에서 가장 완벽한 로봇이야.

로봇은 점점 할 일이 많아졌습니다.
잔디 깎기, 파티 준비하기, 나무에 올라간 고양이 구출하기.

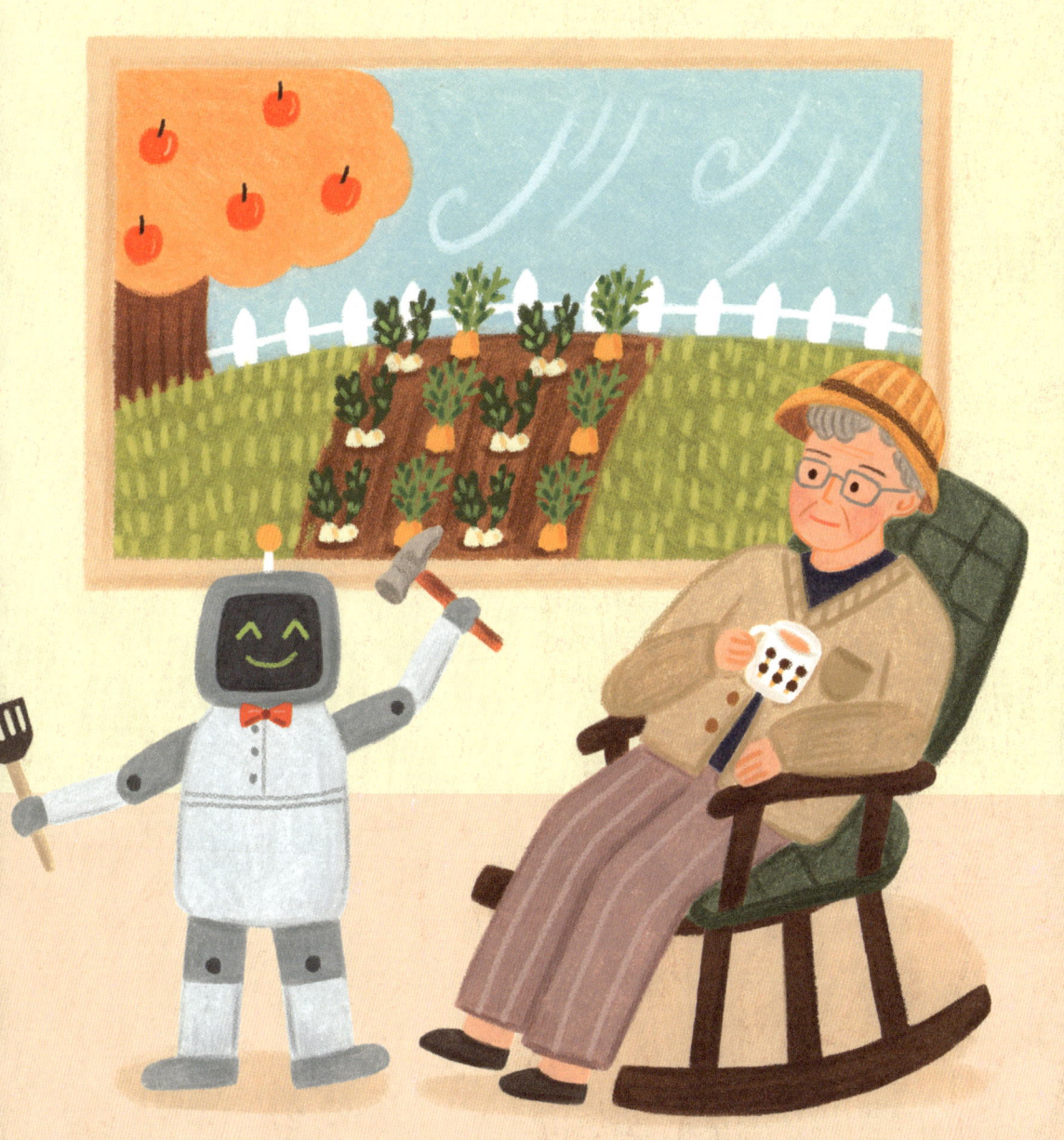

로봇은 점점 더 완벽해지고 싶었습니다.

그런데 어느 날 뜻밖의 일이 생겼습니다.
피터네 집에 똑같은 로봇이 하나 더 들어온 겁니다.
아니, 아주 똑같진 않습니다.
새로 들어온 로봇이 훨씬 더 일을 잘합니다.
몸놀림도 훨씬 빠르고, 힘도 더 세고, 피아노도 잘 칩니다.

로봇이 둘이나 되는데 하나는 할아버지 갖다 드릴까?
피터의 아빠가 말했습니다.
좋아요, 할아버지 혼자 농장 일도 힘드실 텐데.

피터네 식구는 로봇을 차에 태워 시골로 데려갔습니다.
로봇 같은 건 필요 없으니 도로 가져가거라.
피터의 할아버지가 말했습니다.
아버지, 이 로봇은 일을 정말 잘해요. 한번 시켜보세요.
피터네 식구는 로봇을 시골에 놔두고 떠났습니다.

할아버지, 밭을 갈까요? 로봇이 물었습니다.
놔둬라. 어제 다 갈았다.

저기 아직 돌무더기가 좀 남았는데요?
그냥 둬라.
그럼 전 뭘 할까요?
그냥 쉬자꾸나. 지는 노을이나 바라보면서.
로봇은 어쩔 줄 몰랐습니다.

다음 날 아침, 로봇은 돌무더기를 싹 치웠습니다.
농장의 가축들에게 먹이도 주고 부서진 울타리도 고쳤습니다.
로봇은 쉬지 않고 일했습니다.
할아버지는 그런 로봇을 멀찌감치 서서 바라보기만 했습니다.

어느 날, 로봇의 몸에 이상이 생겼습니다.
무릎에서 끼익 끼익 소리가 나고
어깨에서도 이상한 소리가 나더니 몸이 잘 안 움직이는 것이었습니다.
할아버지, 팔다리가 이상해요.
저는 이제 쓸모없는 로봇이 되었어요. 로봇이 말했습니다.
할아버지는 손짓으로 로봇을 불러 앉혔습니다.

나도 무릎이 아프고 어깨도 시원치 않단다.
그럼 나도 쓸모없는 사람인 게냐?

로봇은 고개를 도리도리 저었습니다.
자, 이제 너에게 새로운 임무를 주마.
무슨 일이든 시켜만 주세요.
여기 이 흔들의자에 나란히 앉아서 들판을 구경하자꾸나.
그건 일이 아니잖아요. 저는 일 잘하는 완벽한 로봇이에요.
할아버지는 로봇의 등을 톡톡 두드리며 말했습니다.
너무 완벽하지 않아도 된단다.
그냥 이렇게 말벗이나 돼주렴.

할아버지는 해지는 풍경을 바라보며 천천히 말을 이어갔습니다.
로봇은 할아버지 곁에 앉아 고개를 끄덕이며 귀를 기울였습니다.

네가 치운 돌무더기 안에 들쥐 가족이 살고 있었단다.
네가 고친 울타리를 넘어 노루 가족이 드나들기도 했지.
다들 내 이웃들이야.

비었으면 텅 빈 채로 놔둬 보렴.
그 텅 빈 곳도 얼마든지 쓸모가 있단다.
아쉬우면 아쉬운 대로 그냥 놔둬 보렴.
가득 채워야만 꼭 만족스러운 건 아니란다.

완벽한 것의 반대는 쓸모없는 것이 아니야.
완벽한 것의 반대는 여유롭다는 뜻이지.
뭔가 모자라고 아쉽게 느껴질 때
이렇게 생각해보렴.
모자라서 아쉬운 게 아니라 일부러 비워둔 거라고 말이야.

기어이 채우는 건 욕망이지만
일부러 비워두는 건 지혜란다.

로봇은 할아버지가 하는 말을 하나도 알아들을 수 없었습니다.
하지만 로봇은 할아버지 말에 열심히 귀를 기울였습니다.
산책할 때도 흔들의자에 앉아 꾸벅꾸벅 졸 때도
로봇은 늘 할아버지 곁을 지켰습니다.

별이 빛나던 어느 날 밤
할아버지는 로봇과 함께 별을 구경하면서 이렇게 중얼거렸습니다.
네가 완벽한 로봇인지는 모르겠다만, 한 가지는 분명하구나.
로봇은 할아버지 말에 또 귀를 기울였습니다.

내 말벗이 되어줘서 참 고맙다.

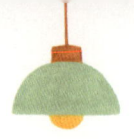

혼자 있는 기술

우리 동네에 할아버지 혼자 운영하는 카페가 있어.
커피나 차만 파는 게 아니라 파스타 요리에 과일주까지 다 팔아.
음악도 조명도 어디 하나 흠잡을 데가 없었지.
언제나 흥겨운 파티 분위기가 흘러넘치는 곳이야.
해 질 녘부터 새벽까지 손님이 얼마나 많은지 몰라.

주인 할아버지를 볼 때마다 이런 생각이 들곤 해.
어쩌면 저렇게 사람들을 잘 대할까?

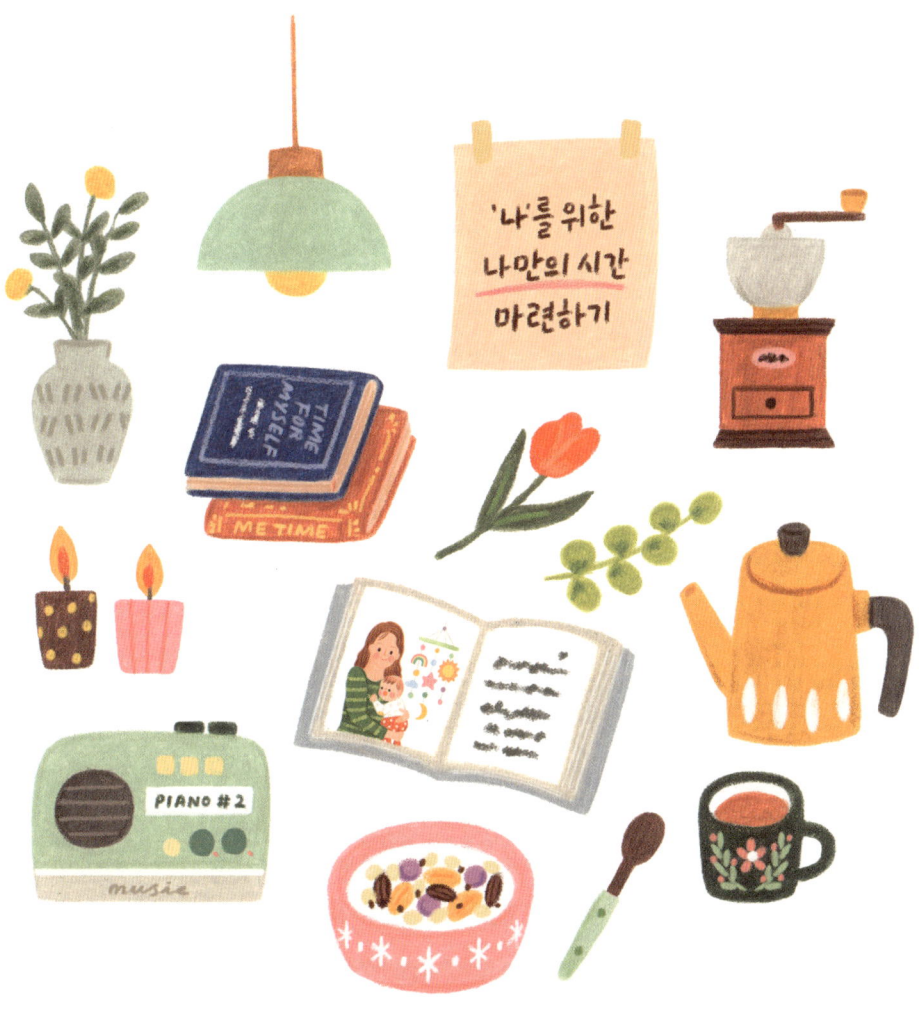

어쩌면 저렇게 사람들을 좋아할까?
저 할아버지는 절대로 쓸쓸하지 않겠지?

카페는 화요일부터 일요일까지 문을 열어.
단 하루, 월요일만 빼고 말이야.
월요일은 누가 아무리 부탁해도 절대로 문 여는 법이 없었지.
주인 할아버지는 월요일을 어떻게 보낼까?
아무도 몰라. 단골손님들도 몰라.

어느 월요일 밤, 나는 혼자서 추운 밤길을 걷고 있었어.
아직 혼자 살던 때였고 또 그날은 유난히 쓸쓸했단다.
텅 빈 방에 들어가기가 싫어서 계속 걸었던 거야.
오늘 같은 날 그 카페가 열려 있으면 얼마나 좋을까?

그렇게 걷다가 문득 고개를 들어보니 어느새 카페 앞이었어.
그런데 불이 환하게 켜있잖아. 월요일인데 문을 열었나 봐.
게다가 은은한 재즈 음악까지 들려오지 않겠어?
나는 반가운 마음에 카페 문을 두드렸단다.

한참 뒤에 문이 빼꼼 열리더니 할아버지가 고개를 쏙 내밀었어.

어르신, 오늘 영업하시는 모양이죠?
아닐세, 월요일이잖나.
조명도 켜있고 음악도 들리는데요?
소중한 벗을 기다리는 중일세. 영업은 안 해.

그럼 그분 오실 때까지 잠깐 앉아서
과일주 한 잔만 마시고 가면 안 될까요?
나는 정말 카페에 들어가고 싶었어.
이거 참 곤란하구먼. 주인은 고개를 절레절레했지.
그때 갑자기 바람이 세차게 불더니 눈까지 내리기 시작했어.
어르신, 잠깐 몸만 좀 녹이다 갈게요, 네?
주인은 어쩔 수 없다는 듯 천천히 문을 열어줬단다.

큰 테이블에 술잔 하나, 접시 하나, 포크도 하나뿐이야.
왜 둘이 아니고 하나뿐일까?
나는 바에 앉아 주인이 따라주는 과일주를 마셨어.
몸이 사르르 녹는 기분이었지.
그런데 어르신, 친구분 오신다면서
테이블은 왜 한 사람 몫만 준비하셨나요?
아, 그 친구? 벌써 와있네.

어디요? 화장실 가셨나요?
아니, 바로 날세.
그러면서 주인 할아버지는 이런 이야기를 들려줬단다.
자네도 허전할 때가 있지? 나도 그렇다네.
혼자 있을 때도 허전하지만
여럿이 함께 있어도 허전할 때가 있지.
시끌벅적한 분위기, 즐거운 대화로도 다 채워지지 않는 허전함
정다운 사람들로도 달랠 수 없는 외로움이 있기 마련일세.

곁에 사람들이 있어도 외롭다는 건
어쩌면 꼭 만나야 할 사람을
한참 못 만났다는 뜻일 수도 있다네.
바로 나 말일세, 나.

외롭다고 느껴질 땐 한동안 뜸했던 나를 만나봐야 해.
그동안 어떻게 지냈냐고, 지낼 만하더냐고
지금 제대로 잘 가고 있느냐고 물어도 봐야지.
쉽지만은 않았을 텐데
그래도 잘 해왔다고
토닥토닥 두드려주기도 하면서 말일세.

문득 외롭다고 느낄 땐 생각을 이렇게 바꿔보게.
어쩌면 잠시 혼자 있고 싶었던 건지도 모른다고.
어디 조용한 곳에 혼자 앉아서
가만히 느끼고 생각할 시간이 필요했던 거라고.
그래서 이 외로움은 그렇게 쓸쓸한 게 아니라고 말일세.
그래, 외롭다는 건
뜸했던 나와의 만남이 필요하다는 신호라네.

나는 주인 할아버지가 따라주는 과일주를 다섯 잔이나 마셨어.
음악도 듣고, 따뜻한 난롯가에서 꾸벅꾸벅 졸기도 했지.
자정 넘어 눈이 그친 뒤에야 나는 카페를 나왔단다.
주인 할아버지가 소중한 벗과 함께 귀한 시간을 보낼 수 있게 말이야.

사람을 좋아하고 사람들과 어울리기를 좋아할수록
혼자 있는 기술이 필요한 것 같아.
일주일에 하루, 아니 하루에 한 시간이라도
나와의 만남
나를 위한 파티를 준비하는 거야.

나를 위해 청소도 하고

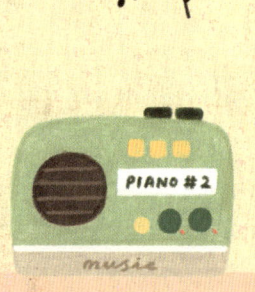

나를 위해 요리도 하고
나를 위해 음악도 틀어놓는 거야.

그리고 이건 비밀인데
사람들은 혼자서도 잘 지내는 사람을 좋아하는 것 같아.

살다 보면
누군가로부터 힘을 얻는 사람이 있고
스스로 힘을 만들어내는 사람이 있어.
두 사람의 차이는
외로움을 느낄 때 드러나는 것 같아.

누군가 허전함을 채워주길 바라는 것과
혼자서 혼자와 함께 허전함을 채우는 것
둘 중에 어느 쪽을 선택할지는 자유란다.

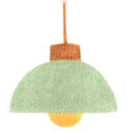

불행이 행복에게 물었습니다

✦✦

어느 날, 불행이 행복에게 물었습니다.
이봐, 사람들은 모두 너를 원하는데
넌 어째서 네 맘에 드는 사람들에게만 다가가지?

행복이 불행에게 대답했습니다.
나도 아무나 좋아하는 건 아니야.
내가 싫어하는 사람도 있어.
정말? 어떤 사람을 싫어하는데?

나는 딱딱한 사람이 싫어.
너무 진지해서 누가 농담을 던져도 웃질 않거든.
그 사람들은 자기한테도 남한테도 너무 엄격해.

그리고 늘 심각한 표정을 짓잖아.
아무리 사소한 문제라도
엄청나게 큰 문제인 것처럼 부풀리면서 말이야.

게다가 딱딱한 사람들은 나를 별로 반기지도 않아.
잠깐의 행복마저 자기 자신에게 허용하지 않거든.
아무튼 그들은 너무 딱딱해서 내가 비집고 들어갈 틈이 없어.

또 어떤 사람을 싫어하는데? 불행이 행복에게 물었습니다.

나는 뾰족한 사람이 싫어.
마음에 가시가 돋아있어서 다가가면 찔리거든.
그 사람들은 자기한테도 남한테도 너무 날카롭고 예민해.

그 날카로운 가시에 자기도 찔리고 남도 찔린단 말이야.
그런데도 그 사람들은

온 세상이 자꾸 자기를 찌른다며 화를 내곤 하지.
게다가 뾰족한 사람들은 나를 별로 반기지도 않아.
즐겁고 행복한 순간이 찾아와도 가시를 잔뜩 세우거든.
아무튼 뾰족한 사람들에게 다가가봤자 찔리기밖에 더 하겠어?

또 어떤 사람을 싫어하지? 불행이 행복에게 물었습니다.

냄새나는 사람이 싫어.
어둡고 우울한 분위기에 찌들어 고약한 냄새가 나거든.
그 사람들은 자기 냄새에 너무 익숙한 나머지
남들이 그 냄새에 눈살을 찌푸린다는 것조차 몰라.

냄새나는 사람들은 주변 사람들한테도 그 냄새를 묻히려고 해.
분위기가 밝고 즐겁고 흥겹다 싶으면 꼭 우울한 얘기를 꺼내거든.
그러니 어떻게 되겠어?
다들 그 어둡고 우울한 냄새가 자기한테 묻을까 봐 슬금슬금 피할 수밖에.

게다가 냄새나는 사람들은 나를 별로 반기지도 않아.
밝고 행복한 곳에서는 자기가 너무 초라하게 느껴지나 봐.
아무튼 냄새나는 사람들에게 다가가봤자

나한테도 그 냄새가 묻기밖에 더 하겠어?

좋아, 좋아. 또 어떤 사람을 싫어하지?
불행이 신이 난 듯 행복에게 또 물었습니다.
행복은 그제야 뭔가 이상하다는 걸 알아챘습니다.

그나저나 아까부터 왜 자꾸 그런 걸 묻지?
행복이 불행에게 물었습니다.
불행은 입꼬리를 살짝 올리며 이렇게 대답했습니다.
네가 싫어하는 그 사람들을 찾아가려고.

불행은 곧장 어디론가 날아갔습니다.
딱딱한 사람, 뾰족한 사람, 냄새나는 사람에게
찰싹 달라붙으려는 속셈이겠죠.

안 돼, 그럴 순 없어!
행복도 불행을 뒤쫓기 시작했습니다.
아무리 싫은 사람이라도 영원히 불행에 빠지게 할 순 없었죠.
그때부터 행복과 불행은 늘 앞서거니 뒤서거니 하며
사람들을 찾아다녔답니다.

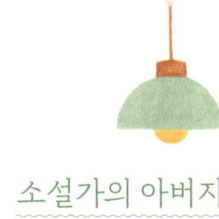

소설가의 아버지

✦✦

소설가를 꿈꾸는 아들이 있었습니다.
아서라. 평생 가난뱅이로 살 셈이냐?
아버지는 아들의 손에서 책을 빼앗았습니다.

아들은 아버지가 시키는 대로 밭을 갈고 농사를 지었습니다.
하지만 아버지는 몰랐습니다.
아들이 밤마다 몰래 책을 읽고 글을 쓴다는 걸.

어느 날 아버지가 아들의 책과 노트를 모두 없앴습니다.
아들은 아버지와 크게 다투었습니다.
사랑하는 아버지에게 그렇게 대든 것은 난생처음이었습니다.

아들은 다시 밭으로 나가 일을 했습니다.
밤에는 벽에 대고 깨알같이 작은 글씨를 적었습니다.
두툼한 노트와 연필이 너무 간절했습니다.
간절하면 간절할수록 글씨는 작아졌습니다.

아들은 어엿한 젊은이로 성장했습니다.
"이제 너 혼자서도 농장을 잘 이끌어갈 수 있겠구나."
아들은 대답이 없었습니다.
어느 날 새벽, 아들은 편지 한 장만 남기고 집을 떠났습니다.
아버지는 아들이 남긴 편지를 품에 넣으며 중얼거렸습니다.

'멀리 가거라. 높이 날아라.'

아들은 도시의 한 귀퉁이에 허름한 단칸방을 얻었습니다.
낮에는 허드렛일로 돈을 벌고 밤에는 글을 썼습니다.
춥고 배고픈 날들이었습니다.

고향이 그리웠지만 아들은 돌아가고 싶지 않았습니다.

아들은 공들여 쓴 단편소설을 잡지사에 보냈습니다.
며칠 뒤 거절 답장과 함께 소설이 되돌아왔습니다.
대여섯 군데의 잡지사에서도 차례차례 거절 답장이 왔습니다.

문득 아버지의 말이 떠올랐습니다.
평생 가난뱅이로 살 셈이냐?
아들은 고개를 세차게 저었습니다.
그리고 다시 책상 앞에 앉아 글을 쓰기 시작했습니다.

휴지통에 잡지사와 출판사에서 보내온 편지들이 쌓여갔습니다.
아들은 이제 퇴짜 맞는 일에 익숙해졌습니다.
지칠 만도 한데 포기할 만도 한데
아들은 흙에서 다져진 끈기 하나로 버텼습니다.

어느 날 새벽, 꿈속에서 아버지의 목소리를 들었습니다.
날이 밝았구나. 어서 일해야지.
눈을 떠보니 문틈으로 편지 한 장이 도착해 있었습니다.
아들이 쓴 장편소설을 출간하기로 했다는 내용이었습니다.

책은 한두 권씩 조용히 팔렸습니다.
그러다가 점점 입소문을 타기 시작했습니다.
이름도 낯선 젊은 소설가의 책이 독자들을 사로잡은 것입니다.
그해 겨울, 아들은 신인 작가에게 주는 상을 받았습니다.
아들은 이제 소설가가 되었습니다.

세월이 흘렀습니다.
아들은 오랜만에 고향을 찾았습니다.
거리의 서점에는 아들이 쓴 책들이 진열되어 있었습니다.

고향은 변한 것이 하나도 없었습니다.
벌판 저 멀리, 소가 울고 닭들이 뛰어다녔습니다.
밭에서 괭이질하던 아버지는 말없이 아들을 안았습니다.

아들은 팔을 걷고 늙은 아버지와 함께 밭일을 시작했습니다.
참 오랜만에 맡아보는 흙냄새였습니다.
아버지, 제가 쓴 책은 읽어보셨나요? 아들이 물었습니다.
네가 어릴 때 이미 다 읽었지. 아들은 아버지의 말을 이해하지 못했습니다.

떨리는 기분으로 아들은 자기 방문을 열었습니다.

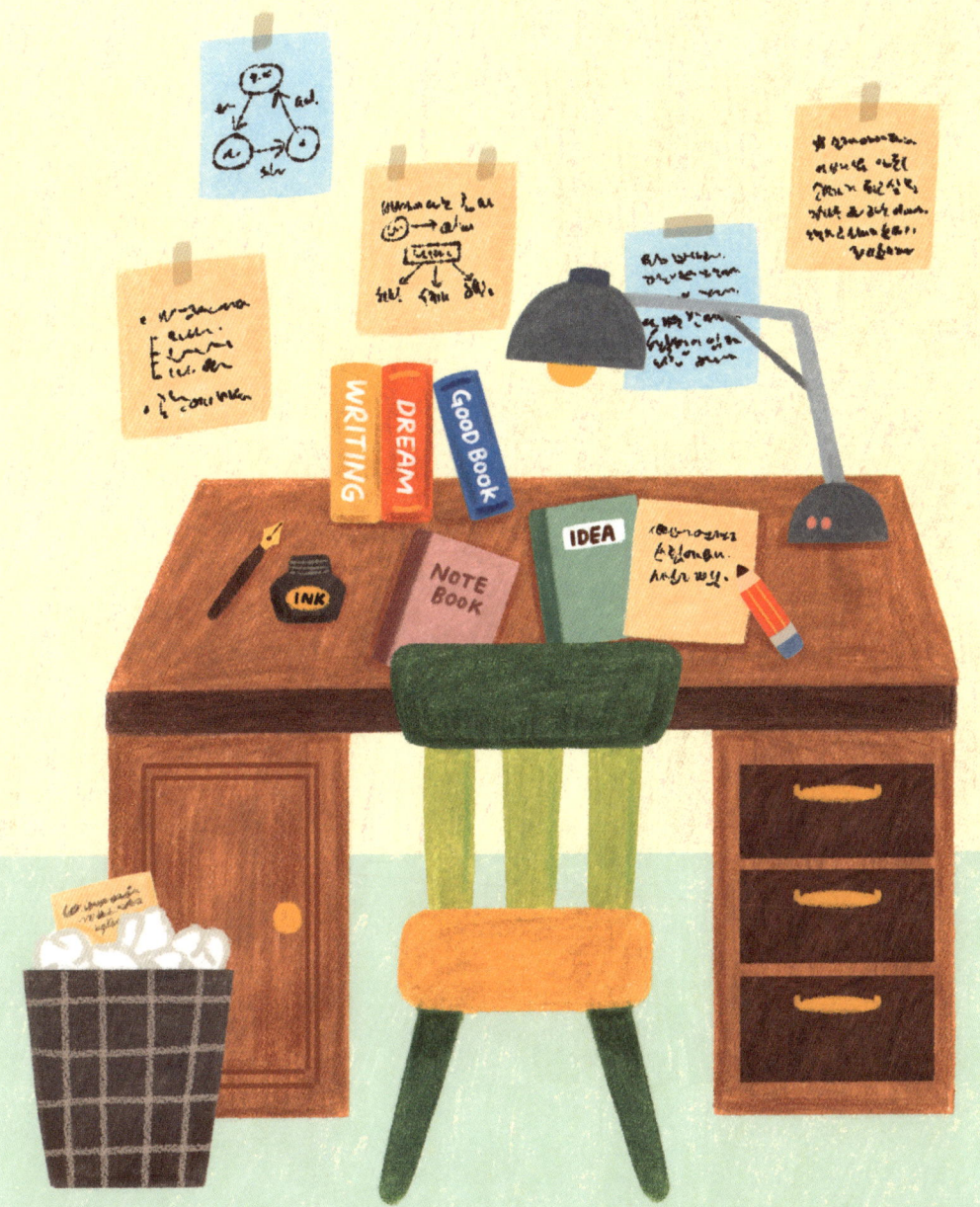

방은 그대로였습니다.
사방 벽에 깨알같이 적힌 글씨들
키 낮은 책상과 낡은 의자까지 모두 그대로였습니다.

책상 위에는 아버지가 오래전에 버린 줄 알았던
책과 노트가 하나도 빠짐없이 차곡차곡 쌓여있었습니다.
아들은 노트를 펼쳐 읽기 시작했습니다.

네가 어릴 때 이미 다 읽었지.

아들은 그 말이 무슨 뜻인지 그제야 알았습니다.
어릴 때 연필로 꾹꾹 눌러쓴 글
벽에 깨알같이 적어놓은 글들을 아들은 잊고 있었습니다.
그때 이미 다 썼었구나.
서점에 진열된 책들, 아들을 인기 소설가로 만들어준
그 소설 한 편, 한 편의 줄거리와 등장인물들이
노트에 벽에 고스란히 새겨져있었습니다.

너는 그때부터 이미 소설가였단다.
등 뒤에서 아버지의 목소리가 들려왔습니다.

아들이 물었습니다. 그런데 그땐 왜 그렇게 반대하셨어요?
아버지는 이렇게 대답했습니다.
재능은 하늘이 주셨으니 나는 시련이라도 줘야 하지 않겠니?
그게 무슨 말씀이세요?

세상 한가운데에서 글을 쓰며 살기가 얼마나 힘들까.
숱한 시련이 닥칠 테고
그 모든 시련을 혼자 힘으로 헤쳐가야 할 텐데 어쩌면 좋을까.
어차피 마주쳐야 할 시련이라면
어차피 이겨내야 할 시련이라면
그래, 차라리 내가 너의 첫 시련이 되기로 했단다.

나를 미워하는 만큼 간절해지기를
나를 원망하는 만큼 끈질겨지기를 기대할 수밖에.
행여 포기할까 두려웠는데, 네가 남긴 편지를 보고 안심했단다.

아버지는 그 옛날 아들이 남기고 간 편지를 건네주었습니다.
거기엔 이렇게 적혀있었습니다.

아버지를 이겼으니 이제 저는 세상도 이길 수 있어요.

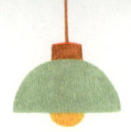

어슬렁촌을 아세요?

♦ ✦

어슬렁촌을 아세요?
멀고도 가까운 어딘가에 어슬렁촌이란 마을이 있답니다.
한 번도 안 가본 사람은 있어도
한 번만 가본 사람은 없는 곳이래요.

어슬렁촌에서는 길을 걷다 뚝 멈춰 서서
새 소리, 바람 소리에 귀 기울이는 사람을 자주 볼 수 있어요.
하루에 얼마나 많은 소리가 들리는지 세어보는 사람도 있죠.

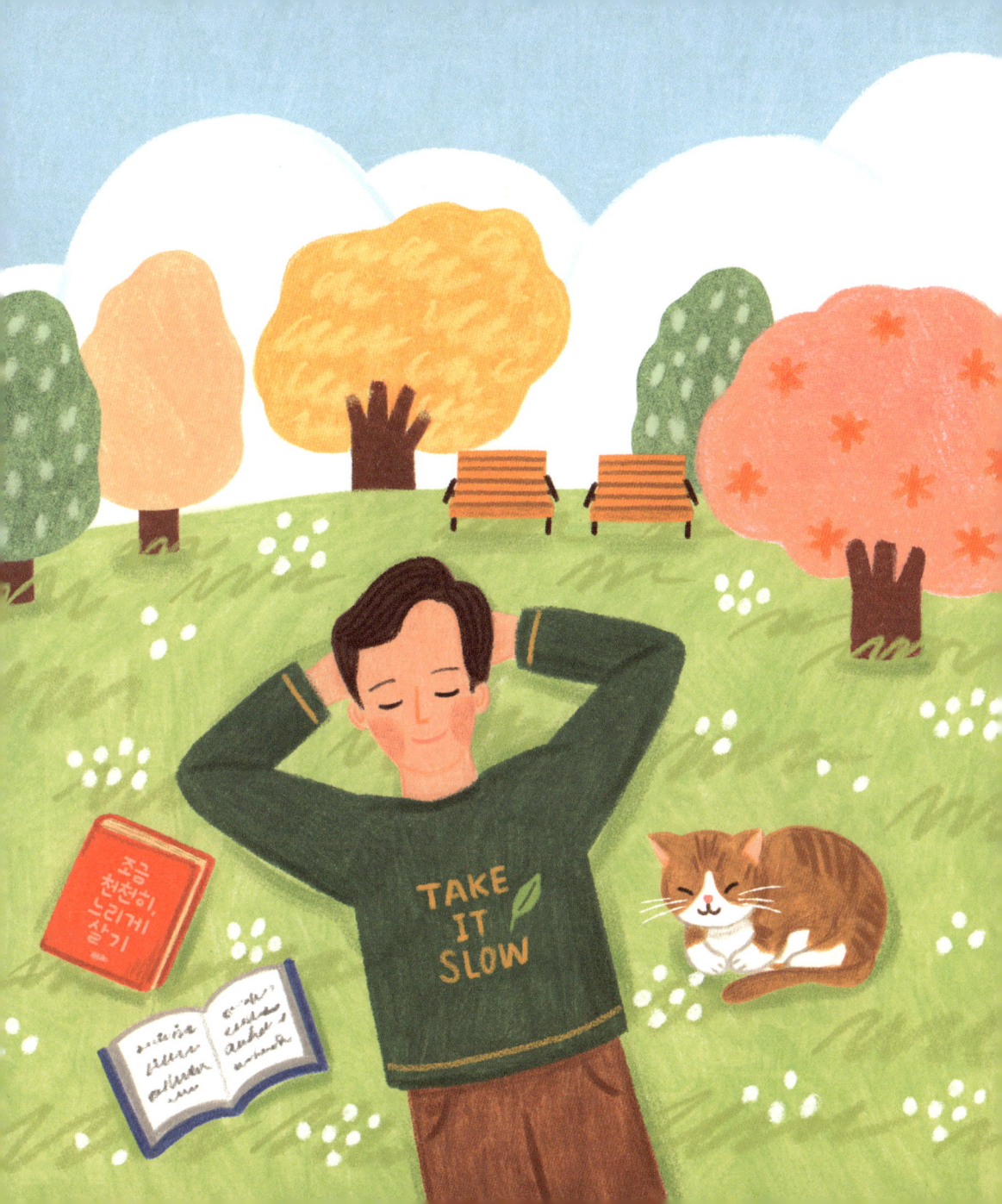

어슬렁촌에서는 뛰어다니면 곤란해요.
다들 어슬렁어슬렁 걸어 다니는데
혼자만 뛰어다니면 좀 이상하잖아요.
하기야 뛰어다닐 만큼 바쁜 사람이라면
애초에 어슬렁촌에 들어갈 일도 없을 거예요.

어슬렁촌에서는 갖고 있던 짐들을 그냥 던져놔도 괜찮아요.
아무도 가져가지 않을 테니 전혀 걱정할 것 없어요.
무거운 서류 가방도 내려놓고
온갖 걱정이나 불안, 슬픔, 화, 미움 같은 것들까지
그냥 아무 데나 던져 놔도 괜찮아요.

어슬렁촌을 어슬렁어슬렁 걷다 보면 이상한 일들이 많이 생겨요.
까맣게 잊고 있던 옛날 일들이 불쑥불쑥 떠오르기도 하고
어릴 적 친구 얼굴이 새록새록 생각나기도 하죠.
그래서 어슬렁촌 사람들은
가만히 있다가도 괜히 히죽히죽 웃곤 해요.

어슬렁촌 사람들은 늘 같은 책을 들고 다녀요.
책 한 권을 아주 오래오래 읽기 때문이죠.

글을 빨리 읽으면 생각도 빨라지고
나중엔 걸음도 빨라져서 아주 바빠지거든요.

어슬렁촌에서는 묻는 말에 얼른 대답하는 사람이 없어요.
오래오래 깊이 생각해보고 천천히 대답하죠.
빨리 대답하려면 빨리 생각해야 하고
나중엔 걸음도 빨라져서 다시 바빠지거든요.

어슬렁촌에서는 엉뚱한 얘기를 해도 놀리는 사람이 없어요.
오히려 관심을 끌걸요?
어쩌면 그렇게 기발한 상상을 할 수 있냐고
칭찬받을 수도 있죠.

어슬렁어슬렁 다니면서 엉뚱한 상상을 하다 보면
문득 이런 생각이 들 때도 있어요.
아, 내가 뭘 하고 싶어 했었더라? 내가 뭘 좋아했었지?
하고 싶었던 일, 좋아했던 일들이 생각났다면
어슬렁촌에 들어온 보람이 있는 거예요.

누구든지 마음만 먹으면

얼마든지 어슬렁촌에 다녀올 수 있어요.
그런데 참 이상해요.
어슬렁촌 이야기를 들려주면 다들 이렇게 묻거든요.
"거기가 어디예요? 어떻게 가면 되죠?"
그러면서 당장이라도 달려갈 것처럼 서둘러요.
인터넷을 뒤지고, 여행사에 전화도 걸죠.
그렇게 서두르면 절대로 어슬렁촌에 갈 수 없는데, 참…….

아무튼 어슬렁촌이 어디에 있냐구요?
가만히 눈 감고 상상해보세요.
조용하고 느긋한 마을을 어슬렁어슬렁 거닐고 있는
자기 모습을 기분 좋게 그려보는 거예요.
천천히, 오래오래 상상해보세요.
머물고 싶은 만큼 오래오래.

하나, 둘, 셋
다시 천천히 눈을 떠보세요.

잘 다녀오셨나요?

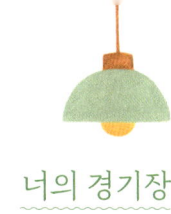

너의 경기장

✦✦

이상한 꿈을 꾼 적이 있어.
내가 축구경기장에서 공을 차고 있었던 거야.
내가 언제 축구 선수가 되었더라?
여긴 어디고, 이 경기는 언제 시작되었을까?

갑자기 공이 날아오고 상대편 선수들이 달려들었어.
나는 정신없이 뛰었지.
내가 언제부터 축구를 하게 된 걸까?

아니, 내가 축구를 좋아하기나 했던가?
이제 이런 질문을 떠올릴 수조차 없게 됐어.
잠시라도 딴생각을 하다간 공을 빼앗길 테니까.

나는 점점 경기장에 적응하기 시작했단다.
공을 몰고 들어가다가 적절한 공간에 패스하기도 하고
상대편 공격수에게 태클을 걸어 공을 빼앗기도 했어.

시간이 얼마나 흘렀는지 몰라.
경기는 끝없이 계속되고 나는 숨 가쁘게 뛰었어.
우리 편이 골을 먹으면 야유가 터져 나왔고
공을 빼앗길 때마다 페트병이 날아오기도 했어.
나는 점점 지쳐갔지만 경기는 끝나지 않았단다.

언제까지 경기를 계속 뛰어야 할까?
나는 경기에서 어떤 재미도, 어떤 의미도 느끼지 못했지.
그때 공이 내게로 날아왔어.
나는 손으로 공을 확 잡았단다.
곧바로 핸들링 반칙이 선언됐지. 야유가 터져 나왔어.
그런데 그게 문제가 아니야.

공과 함께 내 몸이 하늘로 둥실 떠올랐지 뭐야.
나는 경기장 위로 점점 높이 더 높이 올라갔어.
아래쪽을 내려다봤더니
글쎄 온 세상이 수많은 경기장으로 가득하잖아.
경기장마다 종목도 다양하고 선수들 표정도 제각각이었지.
죽기 살기로 뛰는 선수가 있는가 하면
뭐가 그리 즐거운지 히죽히죽 웃는 선수도 있었어.

나는 축구공을 붙잡고 계속 날아다녔단다.
이왕 이렇게 된 거 세상 구경이나 실컷 하고 싶어졌지.
하지만 몸이 자꾸 내려앉기 시작하잖아.
안 돼, 안 돼!

눈을 떠보니 거실이었어.
소파에서 동구란 쿠션을 껴안은 채 잠들었던 거야.
참 재미있는 꿈이었는데 아쉽네.
하지만 그 꿈 덕분에 너에게 해줄 말이 생각났어.

있잖아.
너도 언젠가는 너만의 경기장에서 뛰게 될 거야.

어떤 경기장인지는 아직 몰라.
다만 네가 뛰고 싶은 경기장이면 좋겠어.
세상엔 엉뚱한 경기장에서 자기 재능을 낭비하는 사람도 많단다.
그저 인기 종목이라고
잘만 하면 부와 명예를 얻는다는 말에 솔깃해서
원하지도 않는 경기를 뛰는 사람이 얼마나 많은지 몰라.

경기란 게 사실은 게임에 불과한데
죽기 살기로 뛰는 사람도 아주 많단다.
한 골 먹기라도 하면 세상이 무너진 것처럼
충격을 받기도 하면서 말이야.

열심히 해도 전혀 즐겁지 않거나
어떤 의미도, 보람도 느껴지지 않는다면
한 번쯤 멈춰 서서 생각해보는 거야.
이 경기장이 맞나?
다른 경기장은 어떻게 생겼을까?
내가 진짜로 원하는 경기는 뭐지?

무대 위에서 마음껏 노래할 수도 있고

작은 회사를 큰 회사로 만드는 일에 뛰어들 수도 있고
글을 쓸 수도, 그림을 그릴 수도 있어.

사람들이 원하는 새로운 가치를 만들어낼 수도 있고
온 세상을 두루두루 여행할 수도 있고
아니면 그 모든 게임을 다 경험해볼 수도 있겠지.
어떤 게임이건 마음껏 즐기면 되는 거야.

너무 심각한 표정은 짓지 마.
너무 진지할 필요도 없고
너무 필사적으로 매달리지 않아도 돼.

어떤 경기장이건
그 경기를 마음껏 즐길 수 있다면
그게 바로 너의 경기장이야.

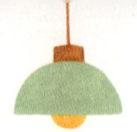

감정의 요리사

♦♦

푸딩이라는 유명한 셰프가 있었습니다.
어느 젊은 기자가 푸딩에게 성공 비결이 무엇인지 물었습니다.
푸딩은 이렇게 대답했습니다.

나는 행운아예요. 운이 정말 좋았죠.
젊은 시절에 나는 큰 배를 타고
5년 동안 바다를 마음껏 누볐답니다.
그리고 그 배에는 내가 만든 요리를 늘 맛있게 먹어주는

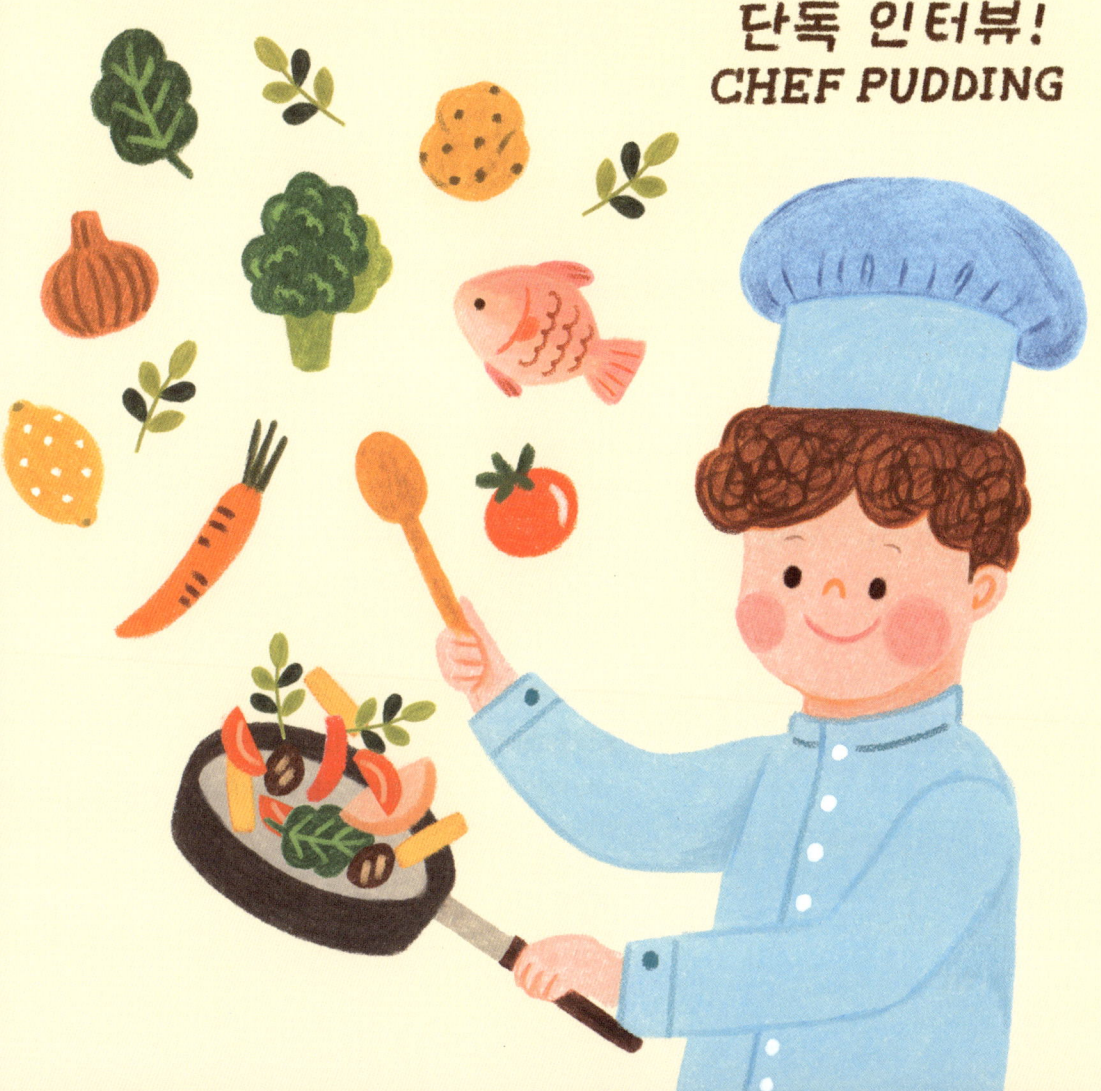

최고의 동료들이 있었죠.
그들 덕분에 나는 온 세상 모든 음식을
다 만들어볼 수 있었어요.
가끔 시원한 바다에 뛰어들어 헤엄도 즐기고 물고기도 잡았죠.
갑판 위에 혼자 드러누워 밤하늘의 별을 보면서
나는 늘 이렇게 중얼거리곤 했답니다.
'난 정말 행운아야, 난 정말 행복해'

기자는 푸딩의 말을 그대로 받아적었습니다.
그때 어떤 노인이 기자의 어깨를 톡톡 두드렸습니다.
기자 양반, 푸딩에 대해서 좀 더 자세히 알고 싶지 않나?
누구시죠?
오래전에 푸딩과 한배를 탔던 사람이지.
푸딩의 얘기는 반만 맞고 반은 틀렸다네.
예? 그게 무슨 말씀이세요?

젊은 기자는 유명 셰프 푸딩의 숨겨진 뒷이야기를 캐기 위해
노인을 인터뷰하기 시작했습니다.

한 가지씩 여쭤볼게요.

푸딩 씨가 젊은 시절에 5년 동안 바다를 마음껏 누볐다는데 사실인가요?

- 그건 사실이지. 하지만 그 배는 해적선이었다네.

네? 그럼 푸딩 씨가 해적이었단 말씀이세요?

- 아니, 해적이 아니라 해적의 포로였지.
처음 포로로 잡혀 왔을 때만 해도 푸딩은 별 볼 일 없는 소년이었다네.
해적들이 주방 일을 시켜봤는데 요리는커녕 감자 하나 제대로 못 깎았지.
얼마나 두들겨 맞았는지 몰라.

하지만 그 배에는 푸딩 씨가 만든 요리를 늘 맛있게 먹어주는
최고의 동료들이 있지 않았나요?

- 그건 한참 뒤의 얘기지.
처음 2년 동안은 다들 푸딩의 요리를 억지로 삼켜야 했다네.
그때마다 푸딩은 주먹세례를 받았지.

푸딩 씨는 동료들 덕분에
온 세상 모든 음식을 다 만들어볼 수 있었다고 하셨는데요?

- 정확히 말하면 세상에 없는 음식일세.
빤한 재료로 어떡하든 맛있는 요리를 만들어야 했으니
온갖 실험을 다 해볼 수밖에.

푸딩 씨는 가끔 시원한 바다에 뛰어들어
헤엄도 즐기고 물고기도 잡았다고 하셨는데, 그건 사실이죠?

- 요리 재료를 구하려면 어쩔 수 없이 바다에 뛰어들어야 했지.
상어들이 우글대는 위험한 바다에서 작살로 물고기를 잡아야 했다네.
헤엄을 즐겼다고?
목숨 걸고 즐기는 헤엄도 있나?

푸딩 씨는 또 이렇게 말했어요.
갑판 위에 혼자 드러누워 별을 보면서
'난 정말 행운아야, 난 정말 행복해'라고 중얼거렸다고 말입니다.
이것도 사실이 아닌가요?

- 그건 사실이네. 푸딩은 정말 이상한 녀석이었지.
그렇게 혼나고 두들겨 맞으면서도 울거나 괴로워하기는커녕
해적들을 원망하지도 않았네.

심지어 자기가 행운아라고, 정말 행복한 사람이라고 중얼거리곤 했지.
돌이켜보면 푸딩이야말로 진정한 자유인이었다네.

네? 해적의 포로가 자유인이었다니요?

기자의 질문에 노인은
정말로 하고 싶었던 이야기를 들려주기 시작했습니다.
기자는 받아적을 생각마저 잊은 채
노인의 이야기에 귀를 기울였습니다.

푸딩은 이름처럼 푸딩 같은 사람이었다네.
말랑말랑하고 부드러워서
네모난 틀에 넣으면 네모가 되고
동그란 틀에 넣으면 동그라미가 되는 푸딩 말일세.

처음 포로로 잡혀 왔을 때 푸딩은 이렇게 말했지.
바다를 실컷 누릴 수 있다니, 정말 멋져요!
푸딩은 자신을 포로가 아닌 항해가로 여겼던 걸세.

주방에서 매일매일 두들겨 맞을 때도 푸딩은 이렇게 말했지.

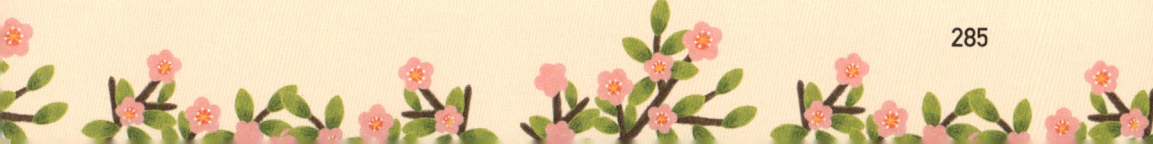

덕분에 저는 이제 감자를 완벽하게 깎을 수 있게 됐어요!
요리사가 되려면 그 정도 고생은 필수라고 생각한 걸세.

해적들이 음식을 뱉거나 남길 때도 푸딩은 실망하지 않았지.
그래도 생선 수프는 싹 다 비웠네요!
어쨌건 자기 요리가 매일매일 조금씩 맛있어진다고 믿은 걸세.

작살을 들고 바다에 뛰어들면서도 푸딩은 이렇게 말했지.
보세요, 내 몸에 점점 근육이 붙고 있어요!
아닌 게 아니라 푸딩은 나중에 해적선에서
가장 수영을 잘하는 사람이 되었다네.

푸딩은 자유인일세.
어떤 상황이든 있는 그대로 받아들이면서도
자기감정을 자유자재로 선택할 줄 알았으니까.

묵묵히 듣고 있던 젊은 기자가 불쑥 노인에게 물었습니다.
그나저나 당신은 누구시죠?
그제야 노인은 조용히 대답했습니다.

나는 그 해적선의 선장이었다네.
하지만 진정한 선장은 푸딩이었지.
푸딩은 자기감정의 선장, 자기 인생의 선장일세.
게다가 자신의 감정을 자유자재로 다루는
감정의 요리사이기도 하다네.

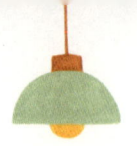

걷고 싶은 길

♦♦

꽤 오래전에 어느 변두리 공사장에서
일 년 정도 일한 적이 있어.
숙소에서 현장까지 매일 40분 넘게 걸어 다녔지.
멀기도 멀었지만, 오가는 길이 얼마나 황량했는지 몰라.
주민들 대부분이 도시로 떠나버렸거든.
길가에 버려진 건물이며 무너진 담과
지붕 따위가 아주 볼썽사나웠어.

일 시작하고 한 일주일 지났을 즈음인가,
후배가 하나 들어왔어.
나보다 서너 살 아래인 대학생이었는데
학비를 벌려고 1년간 휴학계를 내고 왔다는 거야.
나는 그 후배와 단짝이 되어
함께 걸어 다니게 됐지.

그런데 언제부터인가
후배가 이상한 짓을 하기 시작했어.
글쎄, 현장 가는 길에 잠시 멈춰 서서
버려진 건물 벽에다 그림을 막 그리잖아.
지금 뭐 하는 거냐고 물었지.
그랬더니 후배가 이러는 거야.

그냥, 출퇴근 풍경이 너무 삭막해서요.
그래서 무너진 건물 벽에 낙서라도 해놓으면
덜 삭막해질까 봐?
적어도 하루에 10분쯤은 즐겁잖아요. 선배도 해보세요.
어야, 왜 나까지 끌어들여? 난 됐네, 됐어.

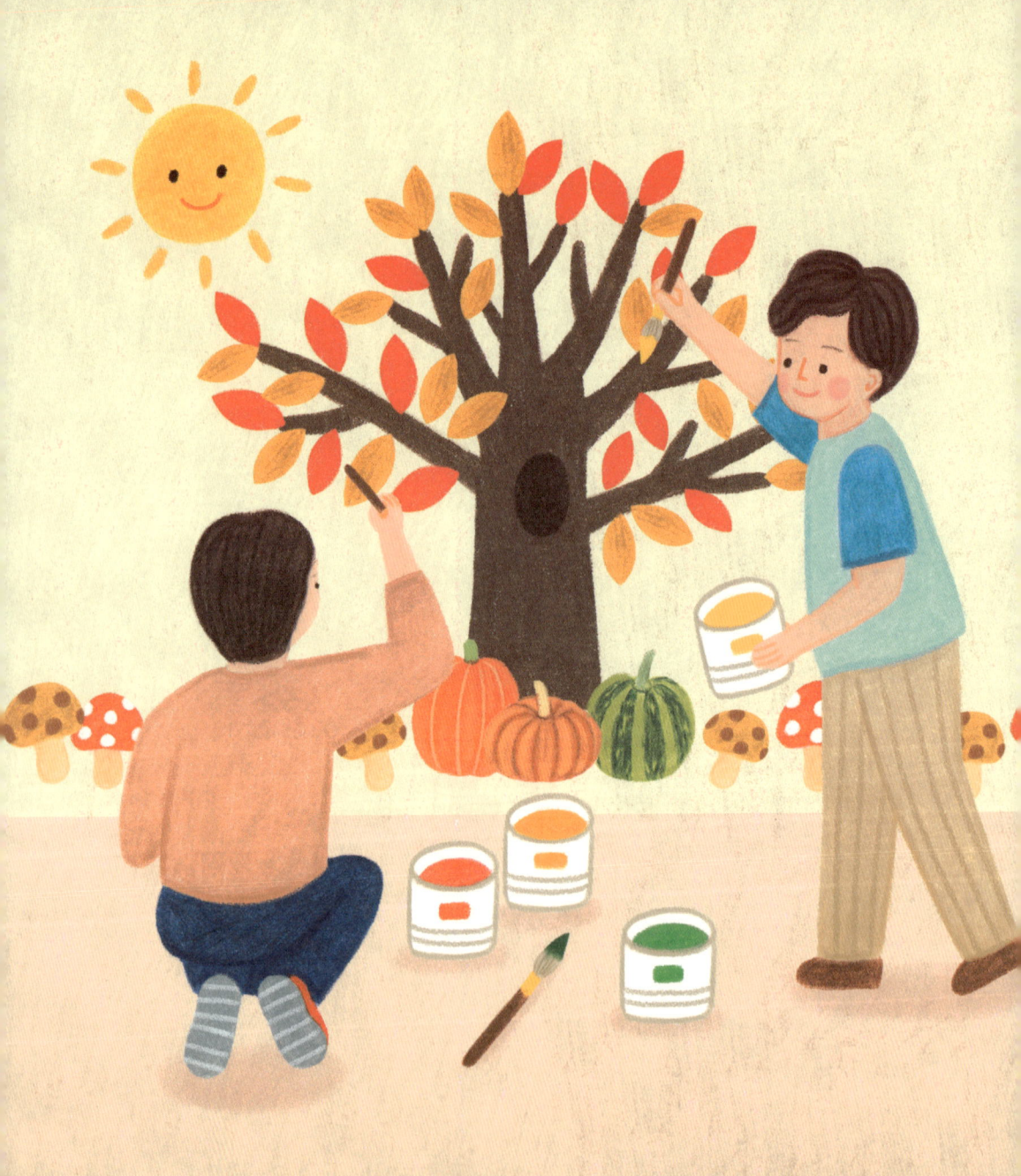

그러고 한 이틀 지났나?
출퇴근 길에 나도 후배 옆에서
덩달아 그림을 그리게 됐지 뭐야.
히죽히죽 웃으면서 말이야.
그때 후배가 내게 이런 이야기를 들려줬어.
전에 어느 잡지에서 읽은 기억이 나요.
어느 작은 마을에
요한이라는 집배원이 있었답니다.
요한은 마을 변두리까지 80킬로미터나 되는 길을
매일 매일 걸어 다녔어요.
흙탕길도 많고 돌투성이 언덕길도 많았죠.
온종일 먼지바람 몰아치는 들판도
걸어야 했답니다.

어느 날 요한은 황량한 벌판을 바라보며
이런 생각을 했어요.
평생 이런 길로만 다녀야 할까?
다른 길은 없을까?
요한은 다른 길을 꿈꾸기 시작했죠.
그래, 내일부터는 다른 길을 걸어야겠어.

하지만 다음 날, 그다음 날도 요한은 같은 길을 걸었어요.
비가 쏟아지는 흙탕길을 걷고 눈 쌓인 들판을 걸었죠.
달라진 건 아무것도 없었습니다.

겨울이 지나고 봄이 왔어요.
요한은 늘 그렇듯이 우편 가방을 메고
길을 걸었습니다.
그런데 뭔가,
아주 큰 변화가 생겼답니다.
길가에 봄꽃이 화사하게 피어있었던 거예요.
비만 내리면 흙탕으로 변하던 길에도
돌투성이 가파른 언덕길에도
먼지바람 불던 들판 위에도
빨강, 노랑, 초록 꽃들이 가득 피어있었죠.
이제 요한은 날마다 꽃길을 걷게 되었답니다.

어떻게 된 일이냐구요?
이게 다 요한이 해낸 일이었대요.
다른 길을 걷겠다고 마음먹은 그 날부터
주머니에 들꽃 씨앗을

한 줌씩 넣어 다닌 거예요.
조금씩, 조금씩 씨앗을 뿌리면서 말이에요.
덕분에 그 황량하던 길이
아름다운 꽃밭으로 변한 거죠.
봄에는 봄꽃이 피고,
여름엔 여름꽃이,
가을엔 가을꽃이 피었대요.

그래서 너도 이렇게 그림을 그리기로 한 거야?
당연하죠.
걸어야만 하는 길을 걷고 싶은 길로 바꾼다는 게
정말 멋지지 않아요?

그러면서 후배는 계속 담벼락에
그림을 그렸단다.
알고 보니 후배는 미대생이었어.
처음엔 그저 벽에다 스케치만 하는 수준이었는데
언제부터인가 크레파스며 페인트통까지 들고 와서
색을 입히기 시작했지 뭐야.
나는 후배 옆에서 보조 역할을

할 수밖에 없었단다.

돌이켜보면 참 즐거운 시간이었던 것 같아.
버려진 건물이 그림 덕분에
화사해지는 과정을 지켜본다는 게
얼마나 흐뭇했는지 몰라.
그렇게 1년이 훌쩍 지났단다.
공사를 무사히 끝낸 것도 뿌듯했지만,
숙소에서 현장까지 파노라마처럼
쭉 이어진 그림이
우리에겐 훨씬 의미 있었어.

더 놀라운 건
그 그림을 보려고 외지인들이
하나둘 모여들기 시작했다는 거야.
사진을 찍어 인터넷에 올리는 사람도 있었고
폐가를 싸게 사들여 카페로 꾸미는 사람도 있었지.
그래 맞아, 버려진 마을이 다시 살아나고 있었던 거야.
참 흐뭇한 추억이지.
하루하루가 늘 똑같은 반복처럼 느껴질 때

하기 싫은 일을 억지로 하는 것처럼 느껴질 때마다
그 후배가 했던 말이 생각나.

걸어야만 하는 길을 걷고 싶은 길로 바꾼다는 게
정말 멋지지 않아요?

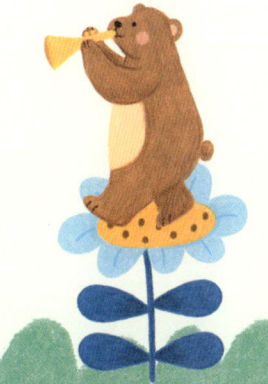

내 이야기가 널 지켜줄 수 있다면

너를 지켜줄
아빠
동화

1판 1쇄 발행 2021년 6월 15일
1판 3쇄 발행 2025년 2월 14일

지은이 정홍
펴낸이 박선영

책임편집 신선숙
영업관리 박혜진
일러스트 아넬리스
디자인 마망
발행처 맘앤파파
출판등록 2021년 3월 12일 (제2022-000095호)
주소 서울시 금천구 가산디지털2로 101 한라원앤타워 B동 1610호
전화 02-3144-1191
팩스 02-2101-2054
전자우편 info@publion.co.kr

ISBN 979-11-974916-1-0 13590

* 책값은 뒤표지에 있습니다.